コロナワクチン 失敗の本質

宮沢孝幸
鳥集徹

宝島社新書

はじめに

2022年7月13日、自民党広報本部長の河野太郎氏が新型コロナウイルスに感染したと発表されました。12日朝、喉の痛みを感じたことから医療機関で検査を受けたところ、陽性と判明したそうです。河野氏は同年3月に3回目の新型コロナワクチン（以下、ワクチンと略）接種を受けていました。

2021年1～10月まで初代ワクチン担当大臣を務めた河野氏は、その当時、国民に対して強力にワクチン接種を求めました。その当の本人が、ワクチン接種の甲斐なく、コロナ陽性となってしまったのです。河野氏と同じように2回、3回とワクチン接種を受けたのに、コロナに感染したという人は多いのではないでしょうか。

そもそも政府は、ワクチン接種が始まった当初、「国民の7～8割が2回打てばコロナは終息する」と説明していました。その言葉を信じて、「社会のために」と、打ちたくないワクチンを打った人もいるはずです。

しかし、国内で接種が始まって1年半以上経ち、国民の約8割が2回以上のワクチン接種を受けたにもかかわらず（2020年7月20日時点で80・9％／首相官邸発表）、コロナが終息する兆しはいっこうに見えません。それどころか第7波が到来して、一日の陽性者数が20万人を超えるほど感染が拡大してしまいました。

もうワクチンを打っても感染を抑えきれないのは明白です。それでも政府は、「下がった抗体をもう一度上げるため」と言って、3回目、4回目の接種を推進しています。そしていつの間にか、ワクチン接種の目的が「感染予防」から「重症化予防」にすり替わってしまいました。

政府は一体いつまで、ワクチン接種を続けるつもりなのでしょうか。

「結局、ワクチンは効かなかったじゃないか」

「あんなつらい副反応に耐えたのに、もうコリゴリだ」

そんなふうに、騙された思いでいる人も多いはずです。実際、3回目、4回目と進むたびに、国内外のワクチンの接種率は下がっています。とくに若い人ほど、ワクチン接種を忌避する傾向が強まってきています。

有効性に疑問符が付いただけではありません。安全性にも懸念があります。ワクチンを打った人のなかに、遷延《せんえん》する副反応、いわゆる「ワクチン後遺症」に悩まされている人が少なくないのです。2022年7月8日に厚生労働省が公表したデータによると、コロナワクチン接種後に「重篤」と医療機関などから報告された事例は、なんと7460件にも上っています。接種後の「死亡」も1770人となりました。

しかも、実はワクチン接種が始まってから、日本国内の死者数は増えているのです。厚労省の人口動態統計によると、2021年は前年比約6万7000人増、2022年は4月までですでに前年比約4万2000人増（速報値）となっています。およそ1万8000人の死者・行方不明者を出した東日本大震災の数倍の規模の「異変」が起こっているのです。

死者増加の原因のすべてがワクチンとは断定できないにしても、コロナで死ぬ人を減らすために接種を始めたはずなのに、逆に日本人の死者が増えてしまった——これはもう、「このワクチンを含むコロナ対策は失敗だった」と総括せざるを得ない状況なのではないでしょうか。

このワクチンの安全性や有効性を信じて疑わなかった人たちは、コロナ感染が収まらない状況を見て、「こんなはずじゃなかった」という思いでいるかもしれません。しかし当初から、安全性と有効性を慎重に見極めるべきだと発信してきた私たちにとっては、意外なことでもなんでもないのです。このワクチンに警鐘を鳴らしてきた宮沢孝幸先生の言ってきたとおりになっている——それが素直な感想です。

そこで、このワクチンがどうして失敗したのか、改めて宮沢先生と語り合いました。話はワクチンの問題にとどまらず、最先端のウイルス学や免疫学から得られる知見、医薬品をめぐるアカデミズムの利益相反（製薬会社との癒着）の問題、マスクや消毒薬といった感染対策の限界など、多岐に及びました。宮沢先生の自由な発想や忖度のない言葉に、読者のみなさんも大いに刺激を受けるはずです。

テレビやイベントに登場することも多い宮沢先生は、ときにヒートアップして、激高してしまうこともあります。それを見て、「冷静に話せないなんて、まともな学者じゃない」と眉をひそめた人もいるでしょう。

たしかにヒートアップしてしまうのは、褒められたことではないかもしれません。でも、それでも私は宮沢先生のことが好きなのです。

宮沢先生は真の天才なのだと思います。話していると、脳がグルグルと高速回転して、いろんな情報が記憶の引き出しから飛び出して、思いもよらぬ角度で結びつき、斬新な発想がどんどん生まれるように感じます。宮沢先生の凡人離れした発想と豊富な知識に、私も学ぶところが大いにありました。

ところが、そんな天才肌の人なのに、宮沢先生は偉ぶるところが一つもないのです。わからないことは「わからない」と正直に言う。間違っていると思うことは、たとえ相手が権威ある専門家でも忖度せず、「それはおかしい」と指摘する。自分が間違っているところがあれば、「ごめんなさい」と素直に謝る。そんな人だから私は、宮沢先生を人間として信頼できると思っているのです。

　2022年5月、欧米で「サル痘」のヒトへの感染が見つかり、新たなパンデミック（世界的大流行）の発生が懸念されています。サル痘に限らず、今後も新たなウイルスが世界的に流行し、新型コロナのようなロックダウンやワクチン接種が強要されるかもしれません。

　そんなときに、ウイルスの恐怖に駆られてパニックに陥ってしまうと、本当は安全でも有効でもないワクチンを慌てて打ち、後悔するハメにならないとも限りません。だからこそ、政府、医療界、マスコミが流す一方的な情報を鵜呑みにせず、反対の意見も含めて多角的な情報を得る努力をすること、そして、それらを総合的に吟味して、冷静に行動することが大切です。

　本書を読めば、そのための備えにもなるでしょう。ぜひ、宮沢先生の言葉からたくさんのことを学んでいただきたいと思います。

2022年7月　　　　　　　　　　　　鳥集　徹

目次

はじめに　2

第一章　コロナワクチンの「正体」　11

集団免疫は獲得できなかった／集団免疫に懐疑的だったワクチン研究者たち／重症化予防効果への疑義／ワクチンを打っても排出されるウイルス量は不変／変異しやすいことは研究者にとって常識／抗体ではなく細胞性免疫が「主役」？／なぜ「不活化」ではなく「mRNA」だったのか／「抗体」の罠／ゼロコロナは幻想／リスクが高い急性感染症を起こすウイルスはまず大流行しない／重症化予防効果はあるのか、ないのか／接種後に日本全体の死亡者数はなぜ増加？／コロナ死者数の不都合な真実／mRNAワクチンでなぜ人体に害が起こり得るのか／LNPがどう代謝されていくのかわかっていない／コロナ後遺症とワクチン後遺症の症状が似ている理由／mRNAは体内でも短時間で分解されるのか？／逆転写によるがん化のリスク／接種者は非接種者に比べて1・4倍「帯状疱疹」になりやすい／見直される自然免

疫／免疫システムを混乱させている可能性／mRNAワクチンと自己免疫疾患

第二章

コロナマネーの深い闇 83

安全性に関する議論は尽くされたのか／新型コロナは「賭け」に出るべきウイルスではない／医師たちの沈黙／「反ワクチン」という悪意のレッテル貼り／自分のやりたいことを全部捨てた／「イベルメクチン」はなぜ批判されるのか／薬価の高い新薬を売りたいだけ？／免疫のことを知らない医師が多すぎる／製薬マネーに依存する医学部／高級ホテルで開催される学会／子宮頸がんワクチン問題と同じ構図／ワクチン原理主義のまやかし／「接種しない選択」がなぜ尊重されないのか／マイナス面を議論しようとしなかったワクチン学会／お金をもらっている製薬会社の悪口は言えない／研究者が製薬マネーに頼らざるを得ない事情／国立大学の窮状／製薬マネーの呪縛／研究費が付く分野に研究者たちは群がる／ウイルス学の研究分野にも「流行」が／コロナバブルを終わらせたくない人々／論文を掲載するにもお金が必要／教授になれるなら魂も売る!?／正義感はたいていの場合、悲惨な結果に終わる／ガンマレトロウイルス不正隠蔽事件／哲学なき科学は暴走する

第三章　マスコミの大罪　155
「ワクチンの話はしないでください」／政府の情報を垂れ流しているだけ／子宮頸がんワクチン推進派とメディアの遺恨／国はなぜワクチン接種者の追跡調査をしないのか／「権威」にすがる医療メディア／「謝れない病」を治療すべき／論文の「批判的吟味」の必要性／なぜ「有効率95％」という数字を疑わないのか？／税金に群がるワルたちは野放し／世界はサイコパスが動かしている⁉／「現場主義」の重要性／感染者の実態はいまだ不明

第四章　コロナ騒ぎはもうやめろ　195
形骸化している感染対策／アルコール消毒液に含まれている「不純物」／マスクに感染予防効果はあるのか、ないのか／電車の中でもマスクはいらない／飲食店での奇妙なマスク習慣／感染者が叩かれるという風潮が諸悪の根源／全体主義につながりやすい国／日本はすでに先進国ではない

おわりに　229

カバー・帯デザイン／bookwall
本文ＤＴＰ／一條麻耶子

第一章　コロナワクチンの「正体」

集団免疫は獲得できなかった

鳥集　まず宮沢先生におうかがいしたいのが、新型コロナワクチンの接種を進めたことがよかったのかどうかという点です。私はこのワクチンは失敗だったと考えていますが、宮沢先生はどう思いますか。

宮沢　日本に限ればトータルでは失敗だったと思います。部分的にはわからないです。お年寄りは接種したほうが得だった時期があった可能性はありますが、お年寄りでもトータルでみてどうだったのか、今もわかりません。それに弱毒のオミクロン変異体（以後、一般名称の「オミクロン株」とする）に置き換わったので、もうコロナで亡くなる人もそんなに出ないのではないかと思います。

厚生労働省が公表している「新型コロナウイルス感染症対策アドバイザリーボード」の資料を見ると、高齢者ではワクチンを打っている人のほうがコロナの致死率が低いというデータが出ていました。それだけ見るとワクチンを接種してよかったと言えるかもしれません。ただ、ワクチンの副反応で亡くなった高齢者もいたはずですが、それはデータに出ていないのでわかりません。

鳥集　私が「コロナワクチンは失敗だった」と考えている第一の理由は、政府も専門家も「国民の7〜8割が2回接種すれば、集団免疫[*1]を獲得できる」と言っていたのに、それを達成できなかったことです。集団免疫ができなかったどころか、ワクチンを優先的に接種したはずの医療機関や介護施設で、ブレークスルー感染とクラスター発生が相次ぎました。また、3回目接種まで進めたにもかかわらず、オミクロン株になって過去最大の陽性者を出しました。

菅義偉前首相も河野太郎元ワクチン担当大臣も2021年6月頃に、ワクチンを打てば集団免疫に近づくといった旨のことを言っているんです。しかし、3カ月後

＊1　集団免疫……ある感染症に対して一定数がワクチン接種や罹患によって免疫をもつと、ウイルスが感染できる宿主を見つけにくくなり、感染速度が低下し流行を抑えられるとされる。新型コロナウイルスでは当初、ワクチン接種によって人口の7〜8割が免疫をもてば、集団免疫を獲得できるとされてきたが、2021年9月3日の日本政府の新型コロナウイルス感染症対策分科会がまとめた提言では「すべての希望者がワクチン接種を終えたとしても、社会全体が守られるという意味での集団免疫の獲得は困難」とされた。

の9月には、政府の新型コロナウイルス感染症対策分科会が早々と白旗を揚げて、公式資料に「集団免疫の獲得は困難」と記載しました。それなのに、政府も専門家も謝るどころか、「下がった抗体を上げる」「自分のためだけでなく、周りのために」という理由で、3回目、4回目の接種を進めている。こんなにおかしいことはありません。

集団免疫に懐疑的だったワクチン研究者たち

宮沢　コロナウイルスのことを熟知している多くの研究者は、ワクチンによって集団免疫が獲得できるという考えには、最初から懐疑的だったと思います。

今回だけ特別に集団免疫が獲得できる可能性が絶対なかったかというと、そんなことはありません。このコロナウイルスだけ、集団免疫が獲得できる特殊なウイルスだったという可能性もゼロではないでしょう。しかし、教科書的にはヒトコロナウイルスは呼吸器感染症、すなわち季節性の風邪を引き起こすもので、同じウイルスに人間は何度でもかかることがわかっています。1990年、イギリスでヒトを対象に感染実験を行っていて、対象者を感染させて52週後（約1年後）にもう一度、同じコロナウイルスを接種すると、再び感染したと論文に書いてあります［Callow, K. A., *et al.* (1990). The time course of the immune response to experimental coronavirus infection of man. *Epidemiol. Infect.* 105: 435-446. doi: 10.1017/s0950268800048019.］。

鳥集　変異していない、まったく同じウイルスに何度も感染するんですか？

宮沢　超低温冷凍庫に保管していた変異していないウイルスであっても、2度かかってしまうんです。ヒトコロナウイルスには感染後時間が経てば、何度でもかかるというのは教科書レベルの話で、ウイルス研究者にとってはコンセンサスだったはずです。

鳥集　それは、ウイルス学者やワクチン研究者は当然知っていなければならない、基本的な知識と言えますか。

宮沢　基本的な知識だと思います。そもそも、呼吸器感染症を引き起こすウイルスの感染を予防するには、血中に出てくるＩｇＭやＩｇＧ[*2]ではなく、ＩｇＡ（免疫グロブリンＡ：Immunoglobulin A）を誘導しなくてはなりません。ＩｇＡって知っていますか？

鳥集　はい。目、鼻、上気道、腸管などの粘膜に出てくる抗体ですよね。

宮沢　そうです。血中にも出てくるのですが、粘膜上にも分泌されます。血中に出てくるのは単量体（一分子ずつ存在）で、粘膜上に出てくるのは二量体（二分子が結合して存在）です。その二量体の分泌型ＩｇＡが粘膜面にたくさん出てくれれば、外界からのウイルスは粘膜上でブロックできます。当然ですよね。呼吸器感染症のウイルスは最初に鼻や喉など気道の粘膜から感染するわけですから。でも、ウイルスは大量に浴びるほど感染しやすくなる。ウイルスをバーンと浴びちゃうと、分泌型ＩｇＡが多少出ていても乗り越えて感染してしまうわけです。

ワクチンをつくっている側からすれば当たり前の話なんですが、いくら血中の抗体を上げても、分泌型ＩｇＡをたくさん誘導できない限り、大量のウイルスを浴びると感染してしまうんです。ですからインフルエンザもそうですが、気道から感染して肺炎を起こすようなウイルスをワクチンで防御するのは難しい。

鳥集　かつてインフルエンザワクチンのことを取材したときに、私もワクチン研究者から同じ話を聞きました。粘膜のＩｇＡを誘導するワクチンをつくりたいのだが、なかなか難しい。だから、インフルエンザワクチンを打っても感染してしまう人がいる。

宮沢　みなさん勘違いしているかもしれませんが、呼吸器感染症は粘膜に抗体があっても完全に感染を防御することはなかなか難しいのです。粘膜細胞の表面上に分泌型ＩｇＡが多少あったとしても、ＩｇＡを上回るウイルス量を浴びて一つの細胞が感染してしまうと、その感染細胞から放出されたウイルスは近傍の未感染細胞に

＊2　ＩｇＭやＩｇＧ……Ｉｇは「免疫グロブリン（Immunoglobulin）」の略称で、病原体などの異物（抗原）を排除する抗体機能をもつたんぱく質のこと。Ｇ、Ａ、Ｍ、Ｄ、Ｅの5種類があり、それぞれが異なる役割を担う。ＩｇＭは体内で異物である細菌やウイルスが感知されると最初に産生される免疫グロブリンで、他のたんぱく質とともに感知した異物を破壊したり、白血球が破壊した菌を食べるのを支援する。ＩｇＧは免疫グロブリン全体の80％を占め、体内に侵入した細菌やウイルスに結合し、活動を止めたり、白血球を支援したりする。

感染します。つまり、横に横に広がっていくのでＩｇＡが多少あっても感染が少しずつ広がっていくはずです。そのため、呼吸器感染症の「完全なる感染予防」は最初から期待できない。ＰＣＲで検出する限り、どうしても陽性になってしまいます。

鳥集　今回の新型コロナワクチンも、体内に注射して血中の抗体を上げることはできるけれど、粘膜の抗体（ＩｇＡ）まで十分誘導できているわけではない。それゆえ最初から、完全な感染防御ができないことはわかっていたということですね。

宮沢　ＰＣＲで感染を検出する限り、そうです。ただ、ＩｇＧも多少は粘膜面に漏れ出てはいるようです。でも、呼吸器ウイルスの感染防御の主役は分泌型ＩｇＡであることに代わりはないと思います。

重症化予防効果への疑義

鳥集　実はこのコロナワクチンの接種が始まる前に、何人かのウイルスやワクチンの研究者に取材したのですが、みなさん同じことを言っていました。コロナワクチンが導入されたとしても、感染防御は難しいだろう。ただ、血中の抗体価が上がれば重症化は防げるかもしれないと。ところが、コロナワクチンが導入された途端、あたかも感染防御もできるかのような幻想が振りまかれ、専門家もそれに異論を唱えなくなった。

宮沢 そうです。ただ私は重症化予防効果も、どれほどあるのかわからないと考えていました。コロナウイルスに感染して肺炎になるケースでも、ウイルスが直接肺の細胞に感染して横に広がっていくのであれば、血中のＩｇＧは無力のはずです。実際、今回の新型コロナウイルスも血中にはほとんど存在しないのです。

もし簡単に血中に入り込んで広がるウイルスであれば、わざわざ綿棒を鼻に突っ込まなくても、採血してＰＣＲ検査をすればいい。綿棒を鼻に突っ込むとくしゃみをする人がいるので検査する医師がウイルスを浴びて危ないじゃないですか。採血したほうが医師としても安全なのにそれをしないのは、血中には遊離のコロナウイルスがほとんどいないからなんです。粘膜で十分増えたら血中に出てくるかもしれませんが、血中にほとんどウイルスがいないとなると、血中の抗体を上げてもあまり意味がありません。だから一気にウイルスを含む微小飛沫を大量に吸い込んだ場合は、重症化予防の効果もそれほど期待できないんじゃないかと私は思ったんです。治験が冬に行われなかったことも気になっていました。冬に重症化しやすいのは、微小飛沫粒子が乾燥してエアロゾルになりやすく、肺の奥まで到達するからと聞きました。冬と夏では条件が違うのです。

鳥集　その重症化予防効果があるのかどうかという話の前に確認しておきたいんですが、ワクチンの専門家たちはコロナワクチンが粘膜のＩｇＡを上げるのは難しいから感染予防効果は乏しいのではないかと最初から知っていた。しかし、菅前首相や河野元大臣が集団免疫を期待させるような発言をしたということは、そのように彼らに吹き込んだ専門家か医師がいたということですよね。その専門家や医師たちが無知だったということなのでしょうか。

ワクチンを打っても排出されるウイルス量は不変

宮沢　重症化しないことで次の人にうつりにくくなるのだとしたら、一時的に集団免疫が獲得できる可能性もゼロではないかもしれません。また、ＩｇＧを上げることによって、ウイルスが体内で増殖しにくくなり、多少感染のレベルが下がるかもという期待もありました。ただ、実際はワクチンを打っても感染者が排出するウイルス量は変わらないというデータが出た。

鳥集　2021年7月ですね。CDC（米国疾病予防管理センター）が、デルタ株に感染した人は、ワクチン接種者も非接種者も、ほぼ同量のウイルスを排出していると発表しました。

宮沢　それを見て、私も「あ、これはダメだ」と思いました。それだけでなく、症状は武漢株よりデルタ株、オミクロン株のほうが軽くなっています。症状が軽ければ多くの人が外に出て活動しますから、ワクチンを打ったことで軽症となり、外でどんちゃん騒ぎをすれば、その人がスーパースプレッダーとなりウイルスを広げてしまう。つまり、逆効果になるおそれもありますよね。ただし、ワクチン接種者のウイルスは抗体に包まれている可能性があり、多少ウイルスが排出されても次の人には感染しにくいかもしれません。

鳥集　しかし現実的には、ワクチンを2回、3回と打つ人が増えても、陽性者は減るどころか増えていきました。世界に先駆けてワクチン接種を進めたイスラエルは、多くの人が2回接種を終えた2021年4月頃からものすごく感染者が減りました。それを見てワクチン推進派のなかには、「すごい効果だ」「人類の勝利だ」とまで喜んだ人がいた。しかし、結局もとに戻って、また感染が広がっていった。

宮沢 そうですね。

鳥集 ワクチン2回接種完了後に波が下がってまた上がったというのは、実際はワクチンの効果とは関係なく、自然のエピカーブ（感染症の自然な波）ではないのでしょうか。

宮沢 ワクチンの効果で下がった可能性も、もちろん否定できないと思います。でも、申し訳ないんだけど私にはわからない。論文を読むとmRNAワクチン[*3]はIgAも誘導すると書いてある。でも、その量が十分なのかどうかは、粘膜免疫を誘導するワクチン、たとえば経鼻接種ワクチンで粘膜免疫を誘導したときの抗体量と、今回のワクチンで誘導された抗体量を比べないとわからない。論文を読んでもそれはわかりませんでした。

要は、「数対数」の戦いなんです。抗体が自軍だとすると、敵軍（ウイルス）がどれだけの軍勢で攻めてくるか。軍隊が存在すると言っても、向こうがこちらを上回る兵士を持ってきたら負けてしまう。それに、抗体の量は時とともに落ちるものなんです。ワクチンを打てば、最初は兵士の数が増えるかもしれませんが、だんだん減っていき、いつかは効果がなくなってしまう。

＊3　ｍＲＮＡワクチン……メッセンジャー・アール・エヌ・エー・ワクチンと読む。たんぱく質の設計図となるｍＲＮＡを利用して、免疫反応を引き起こすことを目的としたワクチン。新型コロナウイルスワクチンは、スパイクたんぱくの遺伝子をコードしたｍＲＮＡを脂質の膜（ＬＮＰ＝脂質ナノ粒子）で包んだ構造となっている。これを注射すると体内の細胞がＬＮＰを取り込み、その中のｍＲＮＡが細胞内のたんぱく製造工場であるリボソームに送り込まれる。そして、リボソーム内で設計図が読み取られて、スパイクたんぱくが生み出される。そのスパイクたんぱくに、マクロファージや樹状細胞が反応することで、液性免疫や細胞性免疫が誘導される。ｍＲＮＡワクチンは、ファイザー社と武田／モデルナ社の新型コロナワクチンに採用されている。

変異しやすいことは研究者にとって常識

鳥集　もうひとつ、1本鎖のRNAウイルスであるコロナウイルスが変異しやすいことも、ウイルスやワクチンの研究者にとっては常識だったのではないでしょうか。RNAはDNAよりも不安定なので配列が変わりやすいんですよね。

宮沢　そうです。RNAウイルスはDNAウイルスの100倍くらい変異のスピードが速いです。このコロナウイルスは、RNAウイルスのなかではゆっくりと変異するほうですが、それでもDNAウイルスよりははるかに速いことは確かです。

鳥集　そもそも武漢型ウイルスをもとにつくったワクチンであるにもかかわらず、デルタ株になり、オミクロン株になっても、政府は「抗体を上げれば効果が出る」と言い続けてきました。それを信じていいんでしょうか。

宮沢　ウイルスが変異すれば、当然、効果は落ちますよね。オミクロン株のスパイクたんぱく[*4]は武漢株のときと比べて30カ所以上も変異しています。それに、そもそもコロナウイルス感染症は、抗体のおかげで回復しているわけじゃないと私は思っているんです。抗体が役に立っている部分もあると思いますが、メインは細胞性免疫[*5]だと思うのです。

鳥集　5都府県（宮城、東京、大阪、愛知、福岡）の抗体保有率を調べたところ、2022年3月時点で4・3％だったそうです。しかも、1回以上ワクチンを接種した人が4％だったのに、未接種者のほうが高くて10％だった。いずれにせよ、本当はもっと多くの人が感染している可能性だって十分あり得ますよね。

＊4　スパイクたんぱく……コロナウイルスの表面にトゲのように存在するたんぱく質。コロナウイルスはこれを宿主（人間など）の細胞表面にあるACE2受容体（アンジオテンシン変換酵素受容体2）に接合させて細胞に侵入する。スパイクたんぱくの構造が変化することで、免疫の攻撃を回避する変異体が生まれる。

＊5　細胞性免疫……細菌あるいはウイルスに感染した細胞やがん細胞などの異常細胞を、抗体を介さずに直接攻撃する免疫反応のこと。樹状細胞が異物を見つけると、それを取り込んで分解し、その一部を抗原として提示する。それを認識したヘルパーT細胞（T細胞＝リンパ球の一種）がサイトカイン（免疫細胞から分泌される生理活性物質）を産生して、マクロファージや細胞傷害性T細胞を活性化させ、異常細胞を殺傷または自死（アポトーシス）に追い込む。

宮沢　もちろんあり得ます。それに米ペンシルベニア大の調査によると、このウイルスに感染して回復した人でも、抗体が上がっていない人が36%もいたそうです。ワクチンを打ったほうが抗体価が高くなるから打ちなさいという論理だったんですが、私はこのウイルスの防御は抗体がメインではない、あくまでも細胞性免疫、あるいはひょっとすると自然免疫[*6]がメインで、抗体はそれほど大きな役割を担っていないだろうと思っています。

抗体ではなく細胞性免疫が「主役」?

鳥集　そうすると変異ウイルス以前の問題として、コロナウイルスに対してはワクチンで抗体を上げてもあまり役に立たないということになってくるんでしょうか。

宮沢　役に立つ抗体が誘導されていれば、ある程度は役に立つでしょう。しかし、私はこのウイルスに対抗するのは抗体より細胞性免疫ではないかと考えているんです。免疫というのはウイルスの種類によってレスポンス（反応）が違うんです。私の経験だと、たとえばパルボウイルスやアデノウイルス[*7]は抗体のレスポンスがすごく早くて、抗体価も高くなります。

鳥集　すぐ抗体ができるんですね。

＊6　自然免疫……体内に侵入した細菌・ウイルスや体内で発生した異常細胞をいち早く感知して、排除する免疫反応のこと。好中球、樹状細胞、マクロファージ、ＮＫ（ナチュラル・キラー）細胞などがこれを担っている。さまざまな病原体に対して幅広く対応する自然免疫に対し、「液性免疫（抗体の免疫）」や「細胞性免疫」など、病原体を記憶して再侵入したときに直ちに働く免疫反応を「獲得免疫」と呼ぶ。哺乳類など脊椎動物にしかない獲得免疫に比べ、あらゆる昆虫や動物がもっている自然免疫は原始的なものと考えられてきたが、近年ではウイルスや細菌の種類まで認識する高度な能力をもつと再認識されるようになった。

＊7　パルボウイルスやアデノウイルス……パルボウイルス――これに感染して起こる疾患が「伝染性紅斑（リンゴ病）」と呼ばれる。0～9歳での発生が多く、両頬がリンゴのように赤くなる発疹ができることが特徴的。頬が赤くなる前に微熱や風邪のような症状が出るが多くは重篤化しない。感染後は免疫によって再感染はないと言われている。アデノウイルス――飛沫、手指、目、喉から体内に侵入するウイルスで、日本では「咽頭結膜炎（プール熱）」として、夏の時期に子どもの罹患者が多くみられる。風邪のひとつとして捉えられている。

宮沢　そうです。しかし、コロナウイルスは抗体のレスポンスが遅いほうなんです。エイズウイルス（正式名称はヒト免疫不全ウイルス：ＨＩＶ）などは、もっと遅いです。どうしてその違いが出るのかというと、免疫には自然免疫の他に、細胞性免疫と液性免疫（抗体の免疫）[*8]がありますが、どんな外敵にも両方が均等に強力に働くわけではなくて、どちらかに振れるんです。「Th１／Th２バランス」といって、Th１が優位になると細胞性免疫が、Th２が優位になると液性免疫が働きます。どちらを高めるかは最初に敵が入ってきたときに樹状細胞[*9]やサイトカイン[*10]が決めるんですが、どうもコロナウイルスは、免疫システムがわざとTh２を上げないようにしているのではないかと思うのです。それはなぜなのか。抗体をたくさんつくりすぎて、逆効果になることが過去にたびたびあったのではないでしょうか。

鳥集　なるほど。それを人体が覚えていると。

なぜ「不活化」ではなく「ｍＲＮＡ」だったのか

宮沢　ネコがそうなんです。たとえば、ネコの伝染性腹膜炎ウイルスはワクチンをつくれない。なぜなら、抗体を誘導すると逆効果になるからです。

鳥集　それはＡＤＥ（抗体依存性感染増強）[*11]が起こるということですね。

宮沢　そうです。ＡＤＥが起こります。コロナウイルスの場合は時としてＡＤＥが

＊8　液性免疫（抗体の免疫）……リンパ球の一種であるB細胞が産生する抗体によって引き起こされる免疫反応。抗体にはウイルスや毒素に結合することで感染力や毒性を失わせる中和作用のほか、病原体に結合してマクロファージや樹状細胞の働きを助ける、補体（抗体や免疫細胞の働きを補完する物質）を活性化して細胞傷害を引き起こすなどの役割がある。

＊9　樹状細胞……樹木のような突起を持つ免疫細胞の一種で、体内のあらゆる場所に存在する。異物を見つけると自分の中に取り込み、その一部を抗原として他の免疫細胞に提示することで、免疫反応を誘発する。

＊10　サイトカイン……免疫細胞の活性化や抑制をコントロールし、体内の免疫機能のバランスを保つ働きを持つ物質の総称。インターロイキン（IL）、ケモカイン、インターフェロン、細胞増殖因子、腫瘍壊死因子などの種類があり、体内に800種類以上が存在すると言われている。ウイルスなどに対する過剰反応を引き金に免疫細胞が暴走し、次々にサイトカインが分泌され、全身に炎症が及んでさまざまな臓器に致命的な障害を負う現象を「サイトカインストーム」と呼ぶ。

起こり、ひどい目に遭った経験があるので、長い年月をかけた生物とウイルスの戦いのなかで、生物はコロナウイルスに対していきなり抗体を上げる戦略を取らなかったのではないかと思うのです。

だから、新型コロナウイルスについても、感染したのに抗体が上がらない人がいるのではないか。抗体が上がらないから何度でも感染する。でも、1回目よりは2回目、2回目よりは3回目のほうが細胞性免疫が強くなっていく。そうやって、コロナウイルスと戦ってきたのではないでしょうか。

私は今回のワクチンを開発したメーカーの研究者たちも、そのことを絶対に知っていたと思うんです。だって、ファイザーのトップは獣医さんでしょ。

鳥集　そうです。ファイザーのCEO（最高経営責任者）のアルバート・ブーラ氏は獣医です。

宮沢　さすがにワクチン開発をやっていたら、コロナウイルスのことも熟知しているはずです。だからこそ、mRNAワクチン[*12]を導入したんだと思うんです。

実は、抗体をつくらせるだけだったら不活化ワクチンでいいはずなんです。中国も不活化ワクチンをつくっていましたよね。不活化ワクチンをつくるのは、コストはかかるのですが、高度な技術はいりません。今回のコロナウイルスは通常よく使われるアフリカミドリザルの腎臓由来の株化細胞（株化細胞とは永遠に増え続ける細胞のこと）であるVero細胞や、他の細胞でも増えることがわかっています。

＊11　ADE（抗体依存性感染増強）……ウイルス感染やワクチンによって体内にできた抗体が、感染や症状をむしろ促進してしまう現象。同じコロナウイルスの仲間によって引き起こされたSARS（重症急性呼吸器症候群）やMERS（中東呼吸器症候群）のワクチンは、このADEの発生がネックとなって開発が断念された。また、熱帯地方で流行するデング熱のワクチンも、接種した子どものほうが重症化率が高くなるおそれのあることがわかり、これを導入したフィリピン政府が2017年に接種を中止した。ADEは中和作用をもたない抗体が、むしろ感染を助ける方向に働くことで起こると考えられている。

＊12　不活化ワクチン……細菌やウイルスから毒性を取り除き、免疫反応を誘導できる成分を取り出してつくられたワクチン。増殖する能力がないので、長期にわたって免疫反応を維持する目的で、複数回投与されることが多い。ジフテリア、破傷風、インフルエンザなどで不活化ワクチンが使用されている。

かなりの量を増やせるので、既存の製造ラインを転用すれば簡単にできるでしょう。細胞を使う場合は、mRNAワクチンよりコストがかかるかもしれませんが。

ところで、人工合成のmRNAワクチンは一度に大量につくることができるため、低コストでできると思うのですが、なぜ高価なのですかね。儲けすぎなのではないかと思います。

あと、中国の不活化ワクチンは絶対に失敗すると思っていたんです。そんなことはないと言う人もいますが、私は効果はほとんど期待できないと思っていました。アジュバント（ワクチンに添加される免疫賦活剤）を変えれば、細胞性免疫も多少は誘導されますが、やっぱり不活化ワクチンは抗体を誘導する傾向が強い。それによってADEが起こり、逆効果になるおそれもある。それを知っていたから、ファイザーやアストラゼネカは、mRNAワクチンやアデノウイルスベクターワクチン[*13]にしたのではないでしょうか。

鳥集　mRNAワクチンは抗体だけでなく、細胞性免疫も誘導するとされていますよね。

宮沢　細胞性免疫も誘導するということで、今回、ｍＲＮＡワクチンを選択したと思うんです。彼らもやはり、細胞性免疫が重要ということを知っていたはずです。それから抗体がいまいち効かないことも、初期の頃にわかっていたはずです。

実は、私たちが動物用のワクチンを開発するときには、抗体が効いているのか、それとも細胞性免疫が効いているのかを、受身免疫という方法で確認するんです。ワクチンを打っていない動物に抗体だけを投与したり、あるいは免疫細胞を投与したりして調べることができます。とくにマウスでは遺伝的条件を揃えられるので実験しやすいです。しかし、ヒトでは細胞性免疫が効いているかどうかを調べるのは、

＊13　アデノウイルスベクターワクチン……増殖性を失わせたアデノウイルスを遺伝子の運び手（ベクター）として利用したワクチンのこと。新型コロナウイルスワクチンでは、アデノウイルスのＤＮＡの一部にスパイクたんぱくの設計図（遺伝子）を組み込んだものが使われている。これを接種すると、感染した場合と同様にウイルスが接種者の細胞に侵入し、ＤＮＡが細胞内に送り込まれる。そして、その設計図をもとにスパイクたんぱくが生み出される。アストラゼネカ製のワクチンに採用されている。

コストも時間もかかります。だから、ワクチンの効果を示すのに「抗体が上がっている」という話をするのだと思います。しかし、抗体があまり意味がないとしたら、この抗体で評価すること自体おかしいということになります。

「抗体」の罠

鳥集 いずれにせよ、ワクチンで抗体を上げることばかり考えても、うまくいかないということですよね。

宮沢 そうです。ADEはウイルスを中和しない抗体が悪さをしてしまうことで起こります。獣医ウイルス学の領域では、ネコのコロナに対するワクチンを開発するときにもADEをどう回避するかということが大きな問題で、いまだに安全で有効なコロナワクチンができません。

鳥集 mRNAワクチンでスパイクたんぱくが産生され、それに対する抗体ができたとしても、中和抗体[*14]だけができるとは限らないということですね。

宮沢 そうです。mRNAワクチンで中和抗体だけができるのかどうかは、わかりませんでした。ワクチン接種者のなかには、もしかすると中和抗体のおかげで感染や重症化を防げた人がいたかもしれない。しかし、ワクチン接種者の多くは抗体で助かったのではなく、細胞性免疫や自然免疫でコロナウイルスを防いだのではないかと思うのです。

鳥集　ｍＲＮＡワクチンを推進する人たちは、とにかく「抗体を上げる」ということばかり言いますよね。これはあえて細胞性免疫のことを無視して言わないようにしているということなんでしょうか。

宮沢　私は細胞性免疫の誘導だけを考えるなら、２回のワクチンで十分ではないですかと言ってきました。細胞性免疫がウイルスに感染すると、感染細胞を認識して

＊14　中和抗体……ウイルスや細菌の病原性を失わせる作用のある抗体のこと。新型コロナウイルスの場合、ウイルスのスパイクたんぱくに中和抗体が結合すると、ＡＣＥ２受容体に接着できなくなり、細胞への感染ができなくなる。ただし、ワクチン接種によって中和抗体ばかりができるわけではなく、かえって感染や重症化を促進するＡＤＥ抗体も同時にできるおそれがあると指摘されている。

やっつける細胞傷害性T細胞ができます。一度感染すれば、十分な数のウイルス特異的細胞傷害性T細胞ができます。ウイルスがいなくなると、特異的細胞傷害性T細胞の数は減り、分裂をやめて少し小さくなってリンパ節などに潜みます。これをメモリーT細胞と呼びます。そして、次に感染したときにはすぐに爆発的に増殖して、感染細胞をやっつける細胞に変わります。いったん減っても、感染すればすぐに戻るので対抗できるわけです。なので、よほどのことがない限り2回のワクチン接種で十分なはずです。ワクチン推進派は抗体が下がることを問題にしていますが、抗体なんて下がっていいわけです。だけどそう言わないのは、言うと国民がワクチンを打ってくれなくなるからかもしれません。

鳥集　細胞性免疫をきちんと誘導できているのならば、本来は抗体が下がることを気にしなくてもいいはずですよね。

宮沢　そうです。さらに抗体を上げるとADEも起こりかねないので、私たちはすごく怖かった。ネコの伝染性腹膜炎ウイルスは、抗体と結びつくとマクロファージ[*15]に感染しやすくなるんです。ところが不思議なことに、新型コロナウイルスはマクロファージに感染してもあまり増殖できないようなのです。同じコロナウイルスで系統も近いＳＡＲＳコロナウイルスやＭＥＲＳコロナウイルスはマクロファージに感染してＡＤＥが起こったのに。そのせいか、新型コロナウイルスでは今のところＡＤＥがそんなに問題になっていない。

もし一部の人で新型コロナウイルスが変異して、ワクチンによって産生された抗体によってマクロファージに感染し、ＡＤＥを起こすタイプに変われば、その人にとっては逆効果になってしまう。ひとたびそのような変化が起こったらとんでもないことになります。だから抗体を上げるのは博打だから、やめたほうがいいと言ってきた。

鳥集　ところが、ワクチン推進派は抗体を上げることに固執していますよね。

＊15　マクロファージ……自然免疫を担う白血球の一種で、体内に侵入した大きな異物（細菌など）を食べる貪食能力に優れている。食べた異物の一部を抗原として提示することで、免疫の司令塔であるヘルパーT細胞を活性化させ、液性免疫（抗体の免疫）や細胞性免疫を誘発する。

宮沢　そこに悪意を感じるんです。

ゼロコロナは幻想

鳥集　現実として多くの人が2回以上接種したにもかかわらず、ブレークスルー感染とクラスターが相次いで発生しました。そもそも当初から期待されていた集団免疫も獲得できなかったわけじゃないですか。

宮沢　そうですね。

鳥集　ですから、ワクチン接種によって集団免疫が期待できるかのような期待を振りまいた政治家と専門家は、まず謝罪するべきだと思うんです。

宮沢　そうです。実際、ワクチンの効果はもたなかった。イスラエルも一瞬うまくいったように見えましたが、コロナウイルスをゼロにすることはできなかった。

そもそも、コロナウイルスをゼロにすることなんて、できっこないんです。なぜかと言うと、持続感染している人がいるからです。新型コロナでも、鼻咽頭や唾液のＰＣＲ検査で陰性になっていても、約３・８％の人は新型コロナ感染診断後７カ月でも便中にＲＮＡが検出された、つまりウイルスが腸内で持続感染していることが報告されています[Natarajan. A. *et al.* (2022). Gastrointestinal symptoms and fecal shedding of SARS-CoV-2 RNA suggest prolonged gastrointestinal infection. *Med* 3: 371-387. doi: 10.1016/j.medj.2022.04.001.]。そういう人が一定の割合でいるので、この世から消せないんです。

感染してもパーンと消すような強力な免疫を誘導するワクチンなら、おそらく消えると思います。しかし、コロナワクチンはそんな強力な免疫は誘導しませんし、持続感染する人が出てくる以上、この世から消せないんです。

鳥集　ゼロコロナなど幻想ということですね。

宮沢　たとえばヒトコロナウイルス（ＨＣｏＶ）２２９Ｅというコロナウイルスがあります。１９６８年に見つかった風邪を引き起こすウイルスで、もうほとんどの人が感染しています。でも、毎年毎年流行し、50年間ずっと繰り返し現れている。もうこの世から消すことはできないんです。

鳥集　２０２１年5月、東京都医師会の尾﨑治夫会長は記者会見で、「東京オリンピックを開催するためには、一日の新規感染者数を100人以下にする必要がある」と言っていたんです。ゼロコロナに近い発想があったと思うんですが、そもそもそれを目標にすること自体が、ウイルスに対しての知識がなさすぎるということになりますよね。

宮沢　もし、ものすごい行動制限をしてうまくいったとしても、制限が解除されれば感染者数は上がっていきますから、なんの解決にもならないです。鎖国してゼロコロナを達成したとしても、最後はどうするんだろうとずっと思っていました。みんな、「台湾や中国はコロナを抑え込んですごい」と言っていましたが、最終的な出口はどこにコンセンサスを置いているんだろうと。

鳥集　もしコロナを封じ込めることができたとしても、国を開けばウイルスが入ってくるわけですから、ずっと鎖国状態を続けていくしかない。

宮沢　とりあえず国を2~3年閉めて、弱毒化したら開くという考えもあるし、ワクチンで逃げるという手もあるんですが。前者はあったとしても、後者はできないだろうと。しかし、多くの野党議員が「台湾はすごい」と言ったわけです。いやいや、出口戦略はどうするのと私は思っていたんですが、今（2022年5月）、現実に上海がどうなっていますか。あれを見ると、中国がどういう出口戦略を持っているのか、わからないです。

鳥集　中国は感染した人たちを捕まえて、閉じ込めるということをずっとやっていますね。ニュースを見ると、閉じ込められたストレスで泣き叫んでいる人もいました（上海では6月1日からロックダウン政策を実質的に解除した）。

リスクが高い急性感染症を起こすウイルスはまず大流行しない

宮沢　世界中で新型コロナウイルスは蔓延しているわけですから消すことなどできない。もしかしたら、だんだん消えていくかもしれないですよ。しかし、当面消えないでしょう。実は、消せないことは2020年3月には予測できました。ダイヤモンド・プリンセス号や武漢から帰ってきた人の陽性率、発症率を調べたら予想以上に低くて、「あ、これは消すのは無理だ」と、すぐにわかったんです。

ウイルスには、消せるウイルスと消せないウイルスがあるんです。たとえば、感染して2日で発症して、死亡率が高いものの、治ると完全に体から消えるウイルスだったら消せる可能性はある。でも、今まで人類が撲滅することができたウイルスは天然痘ウイルスと牛疫ウイルス（ウシのウイルス。ヒトの麻疹ウイルスと近縁）だけです。いくら頑張ってもコロナウイルスを消すことは不可能に近い。しかし、コロナウイルスは発症率が低いし持続感染してしまうから、もう消すのは無理です。だから、ドーンと受け止めるしかないんです。

鳥集　不幸中の幸いで、当初に思われたほどリスクの高いウイルスではないことが早い段階でわかりましたよね。

宮沢　何度も言っているんですが、急性でリスクがすごく高いウイルス、つまり急性の病原性が高いウイルスは流行らないんですよ。

鳥集　宿主（ウイルスが感染する対象）が死んでしまうと、ウイルス自身も他に感染できず消滅してしまうから。

宮沢　病原性の高いウイルスでも、家畜であるニワトリやブタだと流行ってしまうときがあるんです。たとえば鶏舎に高病原性鳥インフルエンザがカラスや他の野鳥から入る。そうするとバーッと流行してしまう。それは密飼いしているからなんです。でも、人間の場合はそういうことは起こらない。エボラ出血熱だって、たしかに人を殺しますが、エボラが先進国でパンデミックになるとは私には思えない。致死率が非常に高いから。それに、エボラには実は低病原性のものもあるんです。

鳥集　そうなんですか。

宮沢　アジア型のレストンエボラウイルスというウイルスがあって、感染するとヒト以外の霊長類（サル）は発症しますが、ヒトには病原性を示さない。今、エボラはアフリカで発症率も致死率も高いですが、おそらくだんだん馴染んでいくと思います。そして広がるとしたら、病原性はなくなって広がるんだろうと思います。つまり、アジア型のようになっていく。

アフリカ型のエボラ出血熱はコウモリなどの野生生物から来たのではないかと言われていますが、人間とは相性が悪いまま、出てきては消え、消えては出るを繰り返している。もしかしたら、いずれ人間に馴染んで定着していくかもしれません。

重症化予防効果はあるのか、ないのか

鳥集　新型コロナワクチンに話を戻したいのですが、感染予防効果が乏しく、効果も長続きしないことはもはや明白です。そうなると、ワクチン接種を推進したい研究者や医師たちが何を言い出すかというと、インフルエンザワクチンもそうなんですが、「重症化予防効果はある」と強調するんです。でも、本当に重症化予防効果があるのかどうか。宮沢先生はどう思いますか。

宮沢　重症化予防のメカニズムは、私もよくわかってないんですよ。

鳥集　原理的には、血中の抗体価や細胞性免疫の活動を高めることによって、全身にウイルスが回ることを防ぐというような考え方になるのでしょうか。

宮沢　重症化予防になるかどうかは一概には言えないと思います。ワクチンを打って細胞性免疫の活動を上げれば感染細胞を殺すことができるので、広がらなくすることができるから重症化予防になるでしょう。しかしその一方で、前に言ったように抗体が悪さをする可能性もあるので、差し引きがわからないんです。私がずっと言ってきたのは、たしかに感染予防効果、重症化予防効果は論理的に考えてあるで

しょう。しかし、その半面、逆も真なりだよと。どっちが多いのか。それがわからないのです。

鳥集　つまり、抗体を上げるといっても、首尾よく中和抗体ばかりができるわけではなく、ADE（感染増強）抗体もできる可能性があるということですね。

宮沢　そうです、ADE抗体が多ければ免疫細胞へ感染しやすくなるし、増悪させてしまう。一方、細胞性免疫ならいいと私も思いますが、考えようによっては細胞性免疫だって悪く働く可能性がある。なぜかというと、たとえばウイルスが肺に到達して、そこで感染細胞が一気に増えたとしたら、細胞性免疫が肺の細胞を一気に攻撃する。そうすると炎症が広がって、肺が広範囲に傷害を受けてしまう。そういう可能性もあるんです。ですから、細胞性免疫だって絶対善ではないんです。

接種後に日本全体の死亡者数はなぜ増加？

鳥集　そのような基礎医学的な視点も重要ですが、現実に起こっていることも見る必要があると私は思います。

実は、ワクチン接種が行われた2021年は前年（2020年）に比べ、日本全体の死者が約6万7054人も増加、1年間で143万人という過去最高の死亡者数でした。2022年も、高齢者の3回目接種がピークを迎えた2月に前年比1万9490人増（16・4％）、同じく3月は約1万5992人増（12・9％）と、死者が大幅に増えた事実があります（人口動態統計速報値）。

コロナワクチンを肯定したい人たちは、「いや、これはワクチン接種と死亡者数とに相関があるように見えているだけで、ワクチン接種と死亡者の増加に因果関係はないんだ」と反論します。なかには、「たくさんの人がコロナに感染したから死者が増えたのだ」と主張している人もいます。しかし、因果関係があるかどうかはいったん置くとしても、ワクチンに重症化予防効果があって、コロナで亡くなる人を減らしているのだとしたら、むしろ死ぬ人が減らないとおかしいはずですよね。

宮沢　そうなんですよね。

鳥集　百歩譲って、昨年、ワクチンのおかげでコロナの死者を3万人減らせたと仮定したとしても、ならば、何もしなければ2021年は前年比で10万人（約7万人

＋3万人）も死者が増えていたんですか？　ということになる。同年のコロナ感染死数は、公式の統計でも1万5000人ほどしかいません。7万人もの死亡数増加をコロナ感染死だけで説明できるでしょうか。もちろん、死者増加の要因としてコロナによる医療ひっ迫や高齢化進展といった影響も考えられるでしょう。しかし、いずれにせよ、ワクチン接種を推進したのに死ぬ人が増えたのは事実で、ワクチンによって日本人は幸せになったとは、到底言えないと思うんです。

宮沢　それは言えると思います。一部の人が言うには、超過死亡[*16]が出ているのは大阪などのコロナが流行っているところだと。なので、もっとコロナで死んでいるんだろうと言うんです。

鳥集　『ランセット』[*17]にも、実は日本のコロナ死者は10万人以上と推計されるとの論文が載ったみたいですね。

＊16　超過死亡……例年の統計から予測した数字より死者数が増えること。インフルエンザなど感染症が流行すると超過死亡が出るとされる。

コロナ死者数の不都合な真実

宮沢　しかし、私にはそう見えないんですよ。オミクロン株では重症化率がものすごく下がっている。なのに、なぜコロナの死者が増えるのか。それどころか、他の要因で亡くなった人も、コロナ陽性の人はコロナ感染死と計上されていますよね。

鳥集　そうです。がんや心臓病、脳卒中など他の基礎疾患で亡くなった人や、交通事故で亡くなった人ですらＰＣＲ陽性という理由でコロナ感染死に計上されている事実[*18]があります。

宮沢　コロナが流行っているところでは、医療がうまく回らなかったんだと言っている人もいます。でも普通に考えたら、やっぱりコロナやその影響で死者が増えたというのは、ちょっと無理があると思います。

鳥集　尼崎の長尾和宏先生（長尾クリニック院長）や宝塚の児玉慎一郎先生（こだま病院理事長）のように、コロナ陽性の患者さんを外来や在宅でたくさん診ている医師に話を聞くと、早期に治療をすればほとんどが重症化を免れるし、実際に亡くなった人もほとんどいないといいます。重症化したり死亡したりしたのは、糖尿病や肥満など、もともと重症化リスクがあるのに入院先が見つからず、自宅待機で放置されてしまったような人たちだと。それ以外の人たちは、ほとんどが軽症で治っている。そのような実態があるなかで、実はコロナで亡くなっている人がもっとい

＊17 『ランセット』……『The Lancet』。1823年にイギリスで創刊された医学雑誌。『The New England Journal of Medicine』『JAMA (The Journal of the American Medical Association)』『BMJ (The British Medical Journal)』『Annals of Internal Medicine』と並ぶ世界五大医学雑誌のひとつ。2022年5月10日、日本におけるコロナの死者数が10万人超の可能性があると推計した論文が掲載された。『Estimating excess mortality due to the COVID-19 pandemic: a systematic analysis of COVID-19-related mortality, 2020–21』

＊18 がんや心臓病、脳卒中など他の基礎疾患で亡くなった人や、交通事故で亡くなった人ですらPCR陽性という理由でコロナ感染死に計上されている事実……第6波でコロナ感染死として自治体が公表した人の3割前後が、コロナが直接の死因ではないことが読売新聞の調査で判明した。これは厚生労働省が「直接の死因にはこだわらず、感染者が亡くなれば『コロナ死者』として計上してほしい」と自治体に求めている結果だと言われている。(『第6波の「コロナ死者」、3割の死因がコロナ以外…高齢者の持病悪化や老衰目立つ』(読売新聞2022年3月15日付)

ると言われても、にわかには信じられないですよね。

宮沢　どんな話をしても水掛け論になっちゃうんです。

鳥集　結局、死亡者数の増加をワクチンのせいにしたくない人は、いくらでも都合のいい統計データを持ってきて、ワクチンとの関係を否定しようとする。そもそも、厳密にワクチン接種と死亡者数の増加に因果関係があるかどうかを調べるには、接種者と非接種者を一定期間追跡して、コロナ死亡率や総死亡率（あらゆる要因によるすべての死亡率）を比較する「前向き」の調査、とくに偏りのないデータを出すにはランダム化比較試験（ＲＣＴ）を行わなければ、永遠にわかりません。しかし、少なくとも日本国内では、ＲＣＴは行われていません。

いずれにせよ、因果関係を問うことはできないとしても、結果としておよそ8割の国民がワクチンを2回打っても、日本人の死亡者数は減らず、むしろ増えてしまったという事実がある。そのことは確認しておかなくてはならないと思います。

宮沢　そうですね。ワクチンの効果は、あったとしても限定的だったということです。

鳥集　政府や専門家だけではありません。ゼロコロナを目指した野党、それからマスコミにも重大な責任がある。コロナなんかより、がん、心臓病、脳卒中、肺炎などで死ぬ人のほうが圧倒的に多い。にもかかわらず、それを忘れてコロナ対策ばかりをガンガン推し進めた。その結果が、日本人の死者数の増加なのだと私は思っています。

宮沢　超過死亡については、実は他国が先行していたんですよ。3回目、4回目の接種にまで突き進んだイスラエルの超過死亡がひどいことになっていました。ワクチンが成功してコロナを抑えたように見えましたが、実はたくさんの人が亡くなっていた。それにイギリス、とくにスコットランドも心疾患や脳血管疾患の死亡者がすごく増えた。イギリスで主流だったワクチンはアストラゼネカ製で、アデノウイルスをベクターに使用したものです。このワクチンは、スパイクたんぱくが血管を傷つけて血栓ができやすくなるといわれていますよね。だから、ワクチンによって心筋梗塞や脳卒中が増えたとしても、まったく不思議ではありません。

mRNAワクチンでなぜ人体に害が起こり得るのか

鳥集　この話の流れで、なぜ新型コロナワクチンで害が起こり得るのかというテーマに移りたいと思います。

ファイザーやモデルナのmRNAワクチンは、新型コロナウイルスの表面のトゲの部分であるスパイクたんぱくの設計図（遺伝子を載せたmRNA）を脂質で包んだ「脂質ナノ粒子（LNP）」が主成分です。それを注射で体内に送り込むと、その人の細胞がLNPを取り込む。そして、mRNAがリボソームという細胞小器官に送られて、そこで設計図をもとにスパイクたんぱくがつくられる。そのスパイクたんぱくを異物と認識した免疫細胞が抗体をつくり、細胞性免疫が活性化される。それがこのワクチンの仕組みです。アストラゼネカのワクチンは、LNPの代わりにアデノウイルスをベクター（運び役）として使い、そのウイルスのDNAにスパイクたんぱくの設計図を組み込んでいます。

いずれにせよ、コロナワクチンを接種すると体内で大量のスパイクたんぱくができるわけですが、そのスパイクたんぱくが血管内皮細胞を傷害し、それが原因で血栓ができるといわれています。スパイクたんぱくが原因だとすると、ファイザーであろうと、モデルナであろうと、アストラゼネカであろうと、血管を傷つけて血栓ができるリスクが共通してあり得ると言えますよね。

宮沢　血栓はアストラゼネカだけが問題なんだと言う人もいますが、では、なぜファイザーでは起こらないと言えるのか、聞いてみたいです。

鳥集　それからもうひとつ、スパイクたんぱくをつくって出している自分の細胞を、ウイルスに感染した細胞と勘違いして、細胞性免疫が攻撃してしまうのではないかということも宮沢先生はよく指摘していますよね。

宮沢　それを最初から一番危惧しています。もしワクチンを接種する前にコロナウイルスに感染していたとしたら、それに対する記憶を免疫細胞がすでにもっていることになります。ですから、ワクチンを接種して細胞がスパイクたんぱくをつくり出したら、その細胞が細胞傷害性T細胞の攻撃対象になるのは容易に考えられることなのです。ですから、ワクチンを接種するなら新型コロナウイルスのスパイクたんぱくに対する細胞性免疫がないことを確かめたほうがいいですよと言ってきたんです。ただし、スパイクたんぱくのどの部分が細胞性免疫のターゲットになっているかを見つけ、それを検出する方法も確立しなくてはなりません。その方法を確立して臨床検査キットまでもっていくには数年かかると思います。しかも、細胞性免疫のターゲットも変異によって変わってしまう可能性があります。仮にその方法が確立されたとしても、検査するのに数万円はかかるのではないでしょうか。
でも、私はそのぐらいやらないと安全性は担保できないと思ったんです。「ワクチンを接種したら自分が攻撃されてしまう可能性があるんですよ」、そう指摘したら、ワクチン推進側の人たちが、「LNPは全身には流れないから大丈夫だ」と反論してきた。すべてリンパ節でトラップ（捕捉）されて、樹状細胞に食べられてしまうと言うんです。

鳥集　ファイザー社が日本のPMDA（医薬品医療機器総合機構。厚労省の管轄組織で医薬品の承認審査を行っている）に提出した資料によると、ワクチンを接種したラットの肝臓、脾臓、卵巣、副腎からLNPが検出されています。人間でも血流に乗って全身を巡る可能性は否定できません。

ＬＮＰがどう代謝されていくのかわかっていない

宮沢　そうなんです。普通に考えたら、どんな粒子だって血中に流れるはずです。私たちがネコちゃんを麻酔するときだって、麻酔薬を筋肉注射したらすぐに効いて眠ってくれますから。ＬＮＰは脂質でできているから血液中に入りにくいとはいえ、漏れは相当あるはずです。実際にファイザーがＰＭＤＡに出した資料を見ると、48時間までのデータしかなくて、放射線ラベルされ細胞に取り込まれたＬＮＰの濃度が上がってくる途中でデータ採取が終わっています。このワクチンは……ワクチンと言っても遺伝子治療薬と言ってもよいものです。血中に入ったときにどの細胞に入っていくのか、ＬＮＰの構成成分は細胞に残存するのかなど、まだよくわかっていないことが多い。

ですから私が行政機関の人間だったら、どれくらいで消えていくのか、どこに蓄積されるのか、体内動態を製薬会社に問い質すと思います。普通の薬剤では当たり前にやっていることです。血中の半減期がどれくらいか、どの臓器に蓄積しやすいのか調べるはずですよ。でも、今回は十分に調べていない。

鳥集　中途半端なまま終わっていますよね。

宮沢　さらに私がすごく不満なのは、妊婦に打つんだったらLNPが胎盤に移行するかどうかも調べたくなる。でも、それもデータがないんです。ですから、mRNAワクチンを打っても胎児に影響がないのかどうか、よくわからない。移行したとしても微量でしょうというのだと思いますが、血中にLNPが回れば胎盤には確実に取り込まれると思います。

さらに、注射をするときに、針が血管に刺さっていないかどうかを確かめる逆血確認もほとんどされていない。注射液を直接血管内に送り込んでしまうと、血液中にLNPが大量に送り込まれて、心臓を含めたさまざまな臓器に取り込まれる危険性がある。

鳥集　どちらもトスターダというアカウント名のお医者さんが、ツイッターで警鐘を鳴らしていましたね。胎盤移行性がないことが確認できるまで、妊婦へのmRNAワクチンの接種は中止すべきだと。また、逆血確認をしていないことが心筋炎のリスクを高めているとも指摘していました。

宮沢　人によってはLNPが血中にどっと入ってしまった人もいるのではないでしょうか。それが強い副反応を起こしている可能性もある。そのデータがないかどうか、私なりにPubMed（米国国立医学図書館が運営する医学論文検索サイト）などで調べたのですが、どうしても見つからないんです。mRNAワクチンのもとになる技術自体は、1980年代から研究が行われていました。しかし、人間の細胞にどうやってmRNAを送り込むかという研究は熱心にやっていても、安全性についてはほとんど調べられていないんです。基礎的な安全性を確かめる方法すら、まだわかっていない。化学的に修飾されたmRNAの安全性を確認するのに、私だったら20年は欲しいです。

コロナ後遺症とワクチン後遺症の症状が似ている理由

鳥集　このワクチンの典型的なリスクのひとつとして心筋炎があります。関連性を否定できないので、厚労省も昨年（2021年）12月に心筋炎を「重大な副反応」と位置づけ、添付文書に記載することになりました。宮沢先生は、心筋炎が起こるメカニズムをどう考えていますか。やはり、細胞性免疫によって攻撃されることが、一番大きいのでしょうか。

宮沢　他のところでつくられたスパイクたんぱくが心臓に沈着したら、免疫細胞や抗体と補体（免疫反応を媒介するたんぱく質の総称）から攻撃を受けると思います。それだけでなく、LNPが心臓の細胞に取り込まれ、スパイクたんぱくがつくり出されてきたら、当然、細胞性免疫によって攻撃されるでしょうね。

心筋炎はコロナ感染後にも起こっていますよね。なぜ起こるかというと、コロナウイルスのスパイクたんぱくが原因だと言うのです。だとしたら、ワクチンでも同じことが起こって不思議ではありません。なぜなら、ワクチンによってスパイクたんぱくをたくさんつくるんですから。

鳥集　コロナ後遺症も診ている医師に取材したことがあるのですが、コロナ後遺症とワクチン後遺症の症状は、非常に似ていると言うんです。そうしたことからその医師も、「どちらもスパイクたんぱくが原因で起こるのではないかと考えるようになった」と話していました。

宮沢　それはそうでしょう。コロナのスパイクたんぱくとワクチン接種によって細胞がつくり出すスパイクたんぱくは、ほとんど同じはずですよね。人体に有害な部分を取り除いてつくっているのならいいのですが、そのような工夫がされていると は聞いていません。コロナの重症化には血栓が関係しているといわれていますが、それを起こしているのがスパイクたんぱくだとしたら、ワクチンで同じことが起こるのは当然です。もしコロナの後遺症がスパイクたんぱくが原因だったとしたら、それを人為的に大量につくるワクチンを打てますか？

鳥集　打てないですよね。ワクチン後遺症患者のなかには、呼吸困難感を訴える人がかなりいます。どうしてそのようなことが起こるのか医師に聞いてみると、微小血栓が肺の血管にできて、末梢循環不全が起こっているのではないかと推測していました。そのために肺でのガス交換がうまくいかず、酸素が十分に取り込めなくなっているのではないかと。だから、空気が吸えていないと感じる。

宮沢　そういうことはあり得ると思います。こうした後遺症は、コロナ後よりむしろ、ワクチン接種後のほうが多いのではないかと私は思っています。とくにコロナリスクの低い若者は、ワクチン後遺症のほうがリスクが高いのではないでしょうか。それに、ｍＲＮＡ由来のスパイクたんぱくが残存して4カ月以上体内を循環しているという論文も出ています。これは尋常じゃないですよ[Bansal. S., *et al.*, (2021). Cutting edge: Circulating exosomes with COVID spike protein are induced by BNT162b2 (Pfizer-BioNTech) vaccination prior to development of antibodies: a novel mechanism for immune activation by mRNA vaccines. *J. Immunol.* 207: 2405-2410. doi: 10.4049/jimmunol.2100637.]。

鳥集　自然感染だったら免疫でとっくに排除されているかもしれないものが、血中にずっと流れている。

宮沢　大した量じゃないのかもしれないけど、4カ月も残存しているというのは常識外れで、私は驚愕でした。

鳥集　ｍＲＮＡを取り込んだ細胞がスパイクたんぱくをつくり続けているのか、それともワクチンでつくられたスパイクたんぱくが分解排出されずにずっと残り続けているのか、どちらだと思いますか。

宮沢　スパイクたんぱくといえども通常は分解されてしまうと思うので、体内のどこかでつくり続けている可能性のほうが高いと思います。

ｍＲＮＡは体内でも短時間で分解されるのか？

鳥集　厚労省のホームページ「新型コロナワクチンＱ＆Ａ」のなかでは、「ワクチンのｍＲＮＡは短時間で分解されて、残存しない」と説明されています。しかし、実際にはそうではないケースもあったということですね。

宮沢　試験管内の実験データではｍＲＮＡはすぐに分解されたんでしょう。でも、試験管内の結果がすべてじゃないんです。試験管内ではこうなったけど、実際にヒトに投与してみると理想どおりにならなかった、予想外のことが起こったということは、いくらでもあります。試験管内では数時間内にｍＲＮＡが分解されたとしても、ヒトの体内で本当にそんな短時間で分解されるかどうかは、簡単にはわからないのです。

鳥集　そもそもですが、ファイザーやモデルナのワクチンのｍＲＮＡは、遺伝子の一部をシュードウリジン化[*19]しています。通常、体内に自分のものとは異なるmRNAが入ってくると、免疫が即座に異物とみなして分解してしまう。しかし、一部をシュードウリジン化することによって、mRNAが分解されないことを開発者たちは発見した。だからmRNAが分解されにくいことは確かなのですが、しかし、それでも数時間後には分解されるから、心配しなくていいとワクチン推進側は説明していたわけです。

宮沢　私もそう思っていました。しかし、さきほど言及した「mRNA由来のスパイクたんぱくが4カ月以上体内を循環している」という論文を見ると、そうじゃなかったかもしれないということです。もしかしたら、ワクチンを接種した人がコロナに感染して、それによってずっとコロナのスパイクたんぱくが出ていた可能性もありますが。

鳥集　もし、ワクチンのmRNAがなかなか分解されず、繰り返しスパイクたんぱくをつくり続けているのだとしたら、DNAに逆転写されているおそれもあるということでしょうか。

宮沢　DNAに逆転写されてスパイクたんぱくがずっとつくり続けられている可能性もゼロではないですが、試験管内ではスパイクたんぱくの遺伝子の全長が逆転写された形跡はないんです。DNAに組み込まれたということも証明されていない。なので、その可能性は低いと思います。

鳥集　mRNAワクチンで逆転写が起こったという論文があるようですが。

宮沢　たしかに、実験系の中で逆転写が起こったという論文を、私は2報読みました。ただ、スパイクたんぱくの遺伝子の「部分的配列」がDNAに組み込まれることはあり得ますが、全長が組み込まれてスパイクたんぱくがずっと出しっ放しになるということは、まずないでしょう。全長が組み込まれる確率は、きわめて低いと

＊19　シュードウリジン化……シュードとは、「偽の」という意味。mRNAは4つの核酸化合物によって構成されている。mRNAワクチンでは、その核酸化合物のひとつであるウリジンが、修飾核酸(1メチルシュードウリジン)に置き換えられている。それによって、通常は体内に入れるとすぐに免疫によって破壊されるはずのmRNAが免疫を回避できるようになり、十分なスパイクたんぱくをつくれるようになったとされている。

思います。

逆転写によるがん化のリスク

鳥集　だとすると、シュードウリジン化されたｍＲＮＡが分解されにくく、それが何度も働いてスパイクたんぱくをつくっている可能性が高いということですか。

宮沢　その可能性もあるんじゃないかと思うんです。話が少し戻るんですが、ＤＮＡを使った遺伝子治療がなぜなかなか認められなかったかというと、実は外からＤＮＡが入ってくると、その細胞の核内のゲノムＤＮＡに組み込まれることがあるからなんです。レトロウイルスは高頻度で組み込まれますが、レトロウイルス以外でもごくまれに偶発的に組み込まれてしまうことがあります。その場合、がん抑制遺伝子の近くなどに組み込まれると、細胞ががん化してしまうかもしれない。がんは遺伝子配列の前（上流の遺伝子制御配列）にがん遺伝子の転写を促進する配列が組み込まれても起きますが、がんを抑制する遺伝子配列に入り込むと、がん抑制遺伝子そのものを破壊してしまうことになります。その場合、その細胞ががんになったり、なりやすくなったりします。だからＤＮＡを使った遺伝子治療の認可は慎重にならざるを得ないのです。

だとすると、ｍＲＮＡワクチンも逆転写が起こり得るということは、ＤＮＡに組み込まれるとがんのリスクがあり得ると疑わなければいけないんです。逆転写が認められたといっても、試験管の中では組み込みが確認できていないのであれば、がんなんか起こり得ないという反論もできると思います。でも、試験管の実験で使う細胞は、だいたい10の7乗個（１０００万個）が限界です。要は１㎖で、最大１０００万個ぐらいの細胞しか用意できないんです。それを10㎖、１００㎖使っても、１０００万個から１億個くらいにしかならない。

鳥集　でも、人間の細胞は最近の研究だと37兆個ほどと推計されているようです。１億個でも37万分の１にすぎません。

宮沢　そうです。ですから体のどこかでワクチンのｍＲＮＡが細胞のＤＮＡに組み込まれて、１個の細胞ががん化する可能性を完全には否定できないのです。がん化したとしても、１個くらいなら免疫によって排除されて大丈夫だと思いますが、それが生き残って増殖し、10年後にがんを発症しないとも限らない。もし10年、20年後にがんが増えて、患者のがん細胞にスパイクたんぱくのDNAが組み込まれていたら、ワクチンが関与しているのは間違いないということになります。その真偽は、いますぐにはわからない。がんはすぐには大きくなりません。最初の1個の細胞ががん化してから、がんが病気として認識されるまで、10年、20年かかります。答えが出るのは数十年先です。

接種者は非接種者に比べて1・4倍「帯状疱疹」になりやすい

鳥集　それとはまた違うメカニズムかもしれませんが、このワクチンを懐疑的に見ている臨床医の人たちに聞くと、実はワクチン接種を受けてから急にがんになったとか、寛解していたがんが急に増悪した、いきなり全身転移で見つかったといった患者が増えていると言うんです。mRNAワクチンを接種すると一時的に免疫が抑制されると言われています。それが原因なのでしょうか。

宮沢　たしかに、自然免疫がおかしくなるという報告もあるんですよ。大したことないのかもしれないいんですが。
鳥集　でも、イスラエルの医療保険システムのデータを使って、ワクチンの接種者と非接種者それぞれ約88万4000人を比較した研究によると、接種者は非接種者に比べて1・4倍帯状疱疹になりやすいというデータが出ています。
宮沢　一時的な免疫抑制が起こっていると思います。かなりの免疫抑制が起こらないと帯状疱疹は発症しないと考えられますので、相当落ちる人がいるんでしょうね。
鳥集　私も知らなかったんですが、帯状疱疹になった人は数年後にがんのリスクが高まることが知られているそうです。
宮沢　パーソナルコミュニケーションなのですが、NK活性が落ちるという話も内々に聞いています。これから多くの人が検証するのでしょうけれども、仮にそうだとしたら大事《おおごと》です。NK細胞は、体内でがん細胞が発生していないか監視して、それを見つけたらすぐ殺す役割をしているといわれています。NK活性が一定期間下がれば、その監視の目をすり抜けるがん細胞も当然出てくる可能性があります。
鳥集　mRNAワクチンは細胞傷害性T細胞の働きを抑制する制御性T細胞

（Treg《ティーレグ》）の働きを活性化するとも言われています。実際、ｍＲＮＡワクチンの開発者たちはその性質を利用して、ｍＲＮＡワクチンを細胞傷害性Ｔ細胞の暴走によって起こる自己免疫疾患（多発性硬化症）の治療に応用できるかもしれないという動物実験の論文を発表しています。

宮沢　どうしてＮＫ細胞が抑制されたり、Tregが活性化されたりするのか、私も知りたいです。

鳥集　ということは、ｍＲＮＡワクチンによってがんになりやすくなるだけでなく、さまざまなウイルスや細胞に感染しやすくなることもあり得ますよね。ワクチンを打っても接種者の感染が相次いで、コロナの流行が抑えられないのは、ＡＤＥだけでなく免疫抑制の作用によることも考えられるのではないでしょうか。

見直される自然免疫

宮沢　私は研究所にいるので最先端の研究者の話を聞くことができます。これは耳学問レベルの話で、興味深く思っていることなんですが、実は自然免疫のすごさが見直されて、その研究が25年くらい前からかなり活発に行われています。その前までは獲得免疫の研究が花形でした。

人間の免疫には自然免疫と獲得免疫がありますが、獲得免疫をあまりもっていない下等な生物もいます。でも、獲得免疫がない生物でもウイルスや細菌といった外敵を跳ね返して生きている。その理由を探る研究のなかで、「TOLL（トール）遺伝子」というのがショウジョウバエで見つかった。この遺伝子はショウジョウバエの背と腹の軸を決定する遺伝子なのですが、この遺伝子が欠損しているショウジョウバエは、カビに感染して死んでしまうことがわかったんです。さらに、そのTOLL遺伝子が哺乳類でも見つかって、自然免疫である樹状細胞で受容体として発現しているのが見つかった。それがTOLL様受容体（Toll-Like Receptor＝TLR）です。このTLRが実はすごいパターンレコグニションをしているというんです。

鳥集　パターン認識ですね。

宮沢　そうです。外界からの異物の共通した分子構造をパターンとして認識する。

どうしてそんなことができるのか。まだわかっていないのですが、まるで分子がものを見ているのではないか、そんなふうに思ってしまうような認識の仕方をしているというんです。

鳥集　通常、免疫細胞はアンテナである受容体に対象物をくっつけたり、サイトカインと呼ばれる物質をやり取りしたりして、相手が自己か非自己かを見分けているんですよね。ところが、そうした物質と直接相互作用せずに見分けているということですか？

宮沢　直接相互作用しているのか、していないのか、いまいちはっきりしないのですが、そのようなパターン認識する受容体がどんどん見つかっているんです。たとえば、人間のエイズウイルスをサルに打ってもサルはエイズにならない。人間とサルとでどこが違うかというと、ＴＲＩＭ５αという感染制御因子のパターン認識の違いだったんですよ。それが面白いんですが、サルのＴＲＩＭ５αはヒトのエイズウイルスを認識して感染を抑制するのですが、たった1個のアミノ酸を変えるだけで認識できなくなるんです。

鳥集　たった1個のアミノ酸ですか。

宮沢　つまり、すごく特異性が高いんです。その一方で、まったく異なるマウス白血病ウイルスを認識する。この場合、特異性は低くみえます。どうしてそんなことが起こるのか、まだよくわかっていないんです。それと同じようにTLR9というTOLL様受容体は、ウイルスや病原菌のDNAのCpG配列を認識している。

鳥集　CpG配列というのはなんですか？

宮沢　遺伝子を構成している塩基である、A（アデニン）、G（グアニン）、C（シトシン）、T（チミン）のCGです。小文字のpはCとGの間の結合（ホスホジエステル結合）を表しています。微生物由来のCpGは修飾（メチル化）されておらず、そこをTLR9が認識するんです。

鳥集　つまり、遺伝子の塩基配列を認識しているということですね。そんな細かいところを見ているんですね。驚きました。

宮沢　それだけでなく、TLR1とTLR2だったら病原菌のリポたんぱく、TLR3だったらウイルスの2本鎖RNA、TLR7とTLR8はウイルスの1本鎖R

NAを認識するといった具合に、さまざまなTLRが見つかっています。その対象となっている形（パターン）を認識しているようなんですが、そのパターン認識の仕組みがはっきりとわからなくて研究者はみな悩んでいるんです。たとえばRNAウイルスがあったとしたら、どうやらここら辺の形を認識して1本鎖と2本鎖を区別しているということまではわかっている。しかし、それをどうやって見ているのか、認識のメカニズムがわかってないんです。でも樹状細胞やマクロファージなどの自然免疫はTLRで外敵を認識したら、抗原提示をしたりサイトカインを出したりして、T細胞[*20]やB細胞[*21]に「あいつを潰せ」とメッセージを送る。

鳥集　なるほど。私たちが思っている以上に自然免疫というのは優秀ということですね。

免疫システムを混乱させている可能性

宮沢　ところが、mRNAをシュードウリジン化すると、TLRでは認識できなくなる。一方、リボソームにアミノ酸を運ぶ転移RNA（tRNA）はシュードウリジンをもっていてTLRでは認識されず、tRNAの寿命はmRNAより長いんです。mRNAワクチンの開発者たちはそこに目をつけたわけです。なぜ、認識できなくなるのか。それは、シュードウリジン化されたmRNAは、もともとのmRNAとは違う、つまりこの世のものではないタイプのmRNAで、今まで体験したことのないものなのでTLRで認識しようがないんです。たしかに、スパイクたんぱくをつくるという目的だけを考えるとそれでいいかもしれないです。しかし、果たしてそんなことして大丈夫なんですか？　と思ってしまうんです。だって、細胞のセンサーが困るじゃないですか。

＊20　T細胞……免疫細胞であるリンパ球の一種。T細胞には病原体の侵入やがんが発見された際に抗原情報を受け取り、さまざまな免疫細胞に攻撃の指令を出すヘルパーT細胞、感染細胞やがん細胞などを攻撃するキラーT細胞などがある。免疫機能で重要な役割を果たしている。

＊21　B細胞……免疫細胞であるリンパ球の一種。体内に侵入した病原体を排除するための抗体を生み出す細胞。リンパ球のおよそ20～40％を占めている。

鳥集　免疫システムがｍＲＮＡワクチンによって混乱するんじゃないかと。

宮沢　そうです。ｍＲＮＡワクチンの接種後に免疫システムの混乱を起こしていないかどうか確認したんだろうかと思って論文などを探すのですが、それを網羅的に調べた研究が見つからないんです。ただし、ワクチンを打った人の免疫細胞の反応が鈍っているという論文はいくつか出ている。それを見ると、免疫システムがおかしくなっても不思議ではありません。

　なぜなら、私たちの体の細胞はたんぱく質をつくっています。その設計図は、人間を含む真核生物[*22]の場合、細胞の核に収容されているＤＮＡの中にとびとびに書き込まれています。それをくっつけて一つの設計図にして、ｍＲＮＡに転写してリボソームに送り、そこでたんぱく質をつくります。

　そして、普通は必要な量だけつくったら、そのたんぱく質をつくるのをやめるんです。なぜかというと、たんぱく質をつくりすぎると他の細胞に悪影響を及ぼしてしまうから。どんなに毒性が低いたんぱく質でも一つのたんぱく質を大量につくると、細胞が死んでしまうんです。だから、適正な量で止めなきゃいけない。

では、どうやって止めるかというとmRNAをすぐ壊すんです。それでたんぱく質が足りなければ、もう一回、mRNAが出てくる。そのmRNAの寿命も、実はすべて同じではありません。早く壊れるものもあれば、長く残るものもある。それもどこがどう違うのか、今、盛んに研究されていますが完全にはわかっていないんです。

鳥集　mRNAが壊れる時間も、意図的に制御されているんでしょうか。

宮沢　詳細はよくわかりませんが、いずれにせよmRNAは基本的には早く壊すんです。ところが今回のワクチンのmRNAは、細胞内のセンサーは認識できず、自然に壊れる時間に比べると残存する時間が圧倒的に長いわけです。また、通常のmRNAの分解機構と異なる方法で分解されます。そんな状態のなかで、体内にあってはならない（あるいは不要の）たんぱく質が大量につくられてしまったらどうな

＊22　真核生物……細胞内でＤＮＡが核膜に包まれ、特定の機能（たんぱく質の合成や脂質の代謝など）を有する器官とともに収められている生物のこと。細菌、藍藻植物以外の生物を指す。

るか。たんぱく合成を早く止めたいんだけど、細胞には止め方がわからない。普通ならDNAから転写されてmRNAができるはずなんですが、転写された形跡もなければ、あるはずのmRNAを見つけることすらできない。だとしたら、細胞はどうするか。私が細胞だったら、「センサーが足りないんじゃないか」と思うでしょう。だから、センサーの分子を増やそうとする。そうなると思いません？

鳥集　思うかもしれません。

宮沢　私のセンサーが消えてしまったのではないか、あるいは私のセンサーが壊れてしまったのではないかと勘違いして、混乱するのではないかと思うんです。その混乱が、今、起こっているのではないかと私は思うんです。

鳥集　その可能性はありますね。

宮沢　この混乱が一過性だったらいいのですが、比較的長く続く可能性だってある。訓練免疫という言葉がありますよね。免疫システムは経験したことのある外敵のことを覚えていて、2回目、3回目になるほどレスポンスが強くなる。獲得免疫と違って、自然免疫にはそのような記憶はないといわれてきました。しかし、最近の研究では自然免疫にも記憶があるようだと言われ始めています。

自然免疫も、何度も同じ外敵を浴びていたらレスポンスが早くなる。おそらくセンサーが反応しやすくなるのだと思います。そのセンサーを混乱させたら、レスポンスはどうなってしまうのか。たとえばピアノを弾く練習をしてピアノがうまくなったとします。しかし、その後におもちゃのピアノを渡されたら。

鳥集　本物と同じようには弾けないでしょうね。

宮沢　そうです。それでおもちゃのピアノばかり弾いていたら、今度は本物のピアノが弾けなくなる。つまり、シュードウリジン化して修飾したｍＲＮＡによって免疫が混乱すると、本物のウイルスにうまく反応できなくなることもあり得ると思うのです。

そのような反応を制御しているのが何かというと、今よく言われているのがエピジェネティックなのだと思います。通常、親の特徴はＤＮＡに書かれた遺伝子を通じて子に伝わります。しかし、ＤＮＡの配列は変わらないのに親が獲得した特徴が子に伝わることがある。これがエピジェネティックです。ＤＮＡの遺伝子の一部や

DNAを取り巻くたんぱく質の化学的性質が変わることによって、どの遺伝子が発現して働くかが変わってくる。最近の研究ではそれが世代を超えて遺伝することもわかってきています。ある世代で起こった遺伝子発現のパターンの変化が次世代に伝わってしまう。これは驚くべきことです。

鳥集　その人の生活習慣などによって、遺伝子の働き方にクセができることがあるのですか。

宮沢　そうです。さらに驚くべきことに、そのクセが次世代に受け継がれる場合もあるというのです。私が危惧しているのは、体に変なものが入ってくると、自然免疫のセンサーが、「あれ？　こう反応するはずなのに、どうしたらいいの？」と混乱して、変なクセがついてしまう。そして、遺伝子の働き方が変わってしまう。

鳥集　自然免疫のセンサーに変なクセがついてしまって、同じような塩基配列を持つコロナウイルスを簡単に受け入れるようになったり、他のウイルスに感染しやすくなったりするようなことも起こり得る。

宮沢　そうです。これはあくまでも私の仮説です。仮説なのでなんの根拠もないんですが、なんとなくそう思いませんか？　細胞が困らないのかなと。とにかく、私にはいろいろな疑問がふつふつと湧いてきてしまうのです。

mRNAワクチンと自己免疫疾患

鳥集　皮肉なことに、安全性も有効性もわからないmRNAワクチンを何億人に打つという人体実験のようなことをしたおかげで、ウイルス学者として興味深い現象が観察できるかもしれない。

宮沢　そう、すごいことが起こっているんです。たとえば、T細胞は感染した細胞を殺してしまう細胞傷害性T細胞だけでなく、その働きを抑える制御性T細胞（Treg）という種類もある。なんでそんなものがあるかというと、T細胞は生まれる直前に胸腺という臓器で自分の正常な細胞と外敵とを見分ける教育を受ける。それを胸腺教育というのですが、一部に教育に失敗して自分の細胞を攻撃してしまうT細胞が生まれてしまう。それが暴走しないように、「お前は黙っとけ」と抑える役割をTregがしているんです。

鳥集　もし細胞傷害性T細胞が暴走して自分の細胞を傷つけてしまったら、膠原病《こうげんびょう》や神経難病のような自己免疫疾患が起こってしまうかもしれませんよね。

宮沢　自己免疫疾患になってしまったら、簡単に治すことはできません。ただ、今回のコロナワクチンの「実験」で、もしかしたら発症のメカニズムがわかってくることもあり得るんじゃないかと思っています。

鳥集　たしかに、免疫の状態が変わってしまうのだとしたら、mRNAワクチンによってTregが活性化して、自己免疫疾患が治ってしまうことだってあり得ますよね。実際にこのワクチンの開発者たちは、mRNAワクチンがTregを活性化させることを知っていて、自己免疫疾患の治療に使えるかもしれないという論文を出しているわけですから

宮沢　そのとおりです。でも、逆も真なりです。免疫が正常な人は、免疫異常になるおそれもあるのではないでしょうか。私はそう思いますよ。

自然免疫のレスポンスが変わる。このことをある論文では「免疫のリプログラミング」と表現していました。私はなかなかいいネーミングだなと思いました。mR

NAワクチンによって免疫のプログラムが変わってしまって、書き換えられてしまう可能性もあるんです。自己免疫疾患の治し方は今はわかりませんが、研究者や医師がリプログラミングの仕組みを一生懸命に研究すれば、治し方がわかってくるかもしれません。

鳥集 しかし残念なことに、自己免疫疾患で神経などに障害が出てしまったら、回復しない人も多いですよね。

宮沢 そうですね。たとえば再生する臓器である肝臓なら、攻撃されても一過性の肝炎で済み再生するかもしれません。でも、もし膵臓のランゲルハンス細胞がやられたら1型糖尿病になって、生涯、インスリンが必要になります。男性ホルモン、コルチゾール、アドレナリンなどを分泌する副腎がやられたら、ホルモン異常の病気が起こります。卵巣も卵巣炎くらいで済めばいいですが、一過性の不妊になってしまうかもしれません。

免疫の混乱が一時的なもので終わればいいですが、細胞がもとの正常な反応を思い出すのにどれくらいかかるのか。数カ月、あるいは数年かかるのか。ひょっとするとずっと思い出せないまま終わるのか――それは、今のところ誰にもわからないんです。

第二章　コロナマネーの深い闇

安全性に関する議論は尽くされたのか

鳥集　第一章で見たとおり、新型コロナウイルスワクチンにはさまざまな問題点や疑念があります。医薬品を安全に使うためにリスクの可能性を指摘することは、研究者として至極まっとうなことだと思います。ところが、宮沢先生がこうした指摘をすると、ツイッターなどで攻撃されたり、大学で問題視されたりする。そのこと自体が、学問の自由や言論の自由を侵す由々しき問題だと私は思っています。

宮沢　私はどんな医薬品も、きちんと安全性試験をやらなければいけないという原理原則論に立っているだけです。ｍＲＮＡワクチンなるものは、その安全性試験のやり方すらわかっていないんですよ。

鳥集　これまで人類に使われたことのない、まったく新しいものですからね。

宮沢　たとえば、従来使われてきた不活化ワクチン（ウイルスや細菌の病原性を弱めて、免疫をつくるのに必要な成分だけを精製したもの）だったら、どのような方法で不活化して、どのような方法で試験をすれば安全かというノウハウが蓄積されています。

アジュバント（免疫反応を増強するためにワクチンに添加される成分）も、当初は不具合がいろいろありました。不具合を改良すれば、いつもいい結果が出るとは限らないんです。一つ改良したら他のところで不具合が出ることもある。そうしたことを少しずつ解決していって、ノウハウが蓄積されてきたわけです。それに則って、不活化ワクチンの場合ならこれをしましょう、組換えたんぱくワクチンの場合ならこうしましょう、という安全性試験が確立されていったのです。

今回のワクチンはまったく新しいものですから、既存の安全性試験だけで事足りるのですか？　というところから議論を始めなくてはいけなかった。

鳥集　新規技術を使ったワクチンの場合、そもそもどんな安全性試験をやるべきかすらわかっていない、ということですね。

宮沢　そう、わからないんですよ。私はそれをiPS細胞[*1]についても言ってきました。iPS細胞についても、誰もがすごくいいことばかり言っていますが、はっきり言ってどんな安全性試験をすればいいのか、まだよくわからないんです。行政サイドは私に「『安全です』と言ってください」とおっしゃるのですが、言えなかったです。

鳥集　iPS細胞を移植した結果、がん化する可能性もあるわけですよね。

宮沢　そうなんです。100%安全なものなんてできないんです。だから、この程度のリスクだったら許容できるというコンセンサスをつくって、この試験をクリアしたら安全とするという基準をつくらなくてはいけない。そして、法律に則って試験をして基準をクリアしたら臨床応用はOKとする、としなくてはいけないはずなんです。それを考えるとiPS細胞の大規模臨床応用も、あと30年程度の議論は必要だと思うのです。今回のワクチンも最低でも20年、もっと言えば30年くらいの議論は必要なんです、普通に考えて。この世のものでないタイプのmRNAを体内に入れたときどうなるかなんて、私たち人間にはわかりっこないですよ。

新型コロナは「賭け」に出るべきウイルスではない

鳥集　おっしゃるとおりです。だからこそ、本当に安全なのかという議論を積み重ねて、「これなら安心して使えるね」というレベルまで練り上げていかなくてはいけないはずの安全性試験を、今回はすっ飛ばして何億人という人に使ってしまった。

宮沢 人類の99％が死ぬような恐ろしいウイルスが出現して、「もう、これ以外にはにっちもさっちもいかない」というのであれば、「賭け」で新技術のワクチンを使うことも許されると思います。99％までいかなくても、致死率が10％だったら賭けに出るのもわからないでもないです。ですが、新型コロナウイルスは、そんな賭けに出るべきウイルスではない。

鳥集 当初から日本の致死率は欧米に比べて圧倒的に低かったのですが、変異を繰り返してウイルスが弱毒化したのか、いまや100万人あたり死者246人、死亡率0・0246％でOECD諸国の中で最低です[*2]（2022年6月現在）。

＊1　iPS細胞……正式には人工多能性幹細胞、または誘導多能性幹細胞。あらゆる生体組織に変化可能な細胞を指す。京都大学iPS細胞研究所の山中伸弥教授がヒトの皮膚細胞からiPS細胞の作製に成功、2012年にノーベル医学・生理学賞を受賞している。自分の細胞を使えば拒絶反応がないため、再生医療の分野で注目されている。

宮沢　日本の死亡率じゃ絶対必要ないです。イギリスは日本の人口に換算すると30万人ほど亡くなったことになりますが、たとえ国内で年間10万人亡くなったとしても、日本の人口を母数にすると死亡率は0・08％です。毎年140万人ほど亡くなる日本では、そんな賭けに出るようなウイルスではないと思います。

それに、未来永劫、毎年10万人が死ぬわけじゃないんです。感染症はいずれ収息します。コロナだけでなく他の急性感染症も全般的にそうです。最初は致死率が高く、感染も広がりますが、だんだん共存状態になる。今回も感染被害のピークは2～3年でしょうから、その間やり過ごしたらいい。それによって20万人の日本人が亡くなったとしても、この安全性がよくわからないワクチンに手を出すのか？　私は出さないです。

鳥集　宮沢先生が今話したことは常識的に考えたら、至極まっとうだと思うのです。mRNAワクチンは未知の新規技術なわけですから、安全性なんてわからないと考えるのは当然ですよね。2021年2月に医療従事者から優先接種が始まった時、私は医師や看護師の多くが接種をためらうのではないかと思いました。

宮沢　私もそう思っていました。「実験台にするな」と言うでしょうね、普通。

鳥集　そう考えるのが普通なのに、嬉々としてみんな打ち始めたじゃないですか。

宮沢　そうなんですよ。

鳥集　いや、渋々打った人もいたかもしれませんが、多くの人が抵抗できなかった。そのことが、すごく恐ろしいと感じるんです。

医師たちの沈黙

宮沢　しかも、ちゃんとデータを取っていないんですよ。志願兵みたいなもので実験台になるわけですから、せめて本当に安全で有効なのか、細かなデータをしっか

＊2　100万人あたり死者246人、死亡率0・0246%でOECD諸国の中で最低……世界的な課題について統計をまとめている「Our World in Data」の公開したデータによると、新型コロナウイルス死者数が経済協力開発機構（OECD）加盟国38カ国のなかで、日本は人口100万人あたり246人と最も少ない状況であることがわかった。

りと取ってくれと言うべきだと思うのですが、医師の多くが何も要求しなかった。

鳥集　発熱、倦怠感、頭痛といった短期的な副反応についてはデータを取って調べていますが、本当は接種した人が何年後、何十年後にどうなっているのか、追跡すべきではないでしょうか。非接種者に比べて接種者のほうが病気せず、長生きできたかどうか――。そういう科学的に検証しようというマインドが、医師の中になかったのかと驚きました。

宮沢　なかったですね。おそらくお医者さんの多くは、このmRNAワクチンについて詳しく知らなかったんじゃないでしょうか。そもそも、TOLL様受容体のような話は新しい免疫学ですから、ほとんどのお医者さんも習っていないと思います。ましてや国家試験には出てこないでしょう。あんまり知らないんですよ。

鳥集　いまだにニュースを見ていると（2022年5月現在）、「周りに感染を拡大させないために打ちましょう」「みんなが打てば集団免疫を獲得することが期待できる」とコメントしている医師がいて、びっくりするんです。いったい彼らの知識はどこで止まっているのでしょうか。

「反ワクチン」という悪意のレッテル貼り

宮沢　あるワクチン推進派の医師が、SNSでしきりに私を攻撃してくるんです。ですが、書いていることがあまりにウイルス学やワクチン学から見ると非常識なので、さすがに心配になって「信頼をなくすから、もう何も言わんほうがいいよ」と書いたら、さらに攻撃をしてくる。

鳥集　人格攻撃するしか自分の立ち位置がなくなってくるんですよ。矛盾する主張に整合性をもたせるために、無理がたくさん生じるから……。最終的には、「反ワクチン派の言っていることはデマだ」「こんなに効果のあるワクチンを妨害したお前たちは大量殺戮者だ」などと罵詈雑言を浴びせるしかなくなってくる。「反ワクチン」というレッテルを貼って攻撃してくるんですが、その言説を多くの人が冷静に見ているということも、わからなくてはいけない。

宮沢　この前も東大の後輩研究者に、「宮沢さんは反ワクだから」と言われたんです。「え、反ワクなんですか。私が?」と聞いたら、「宮沢さんはすごく感情的だ」と言うわけです。「エキセントリックだ」と。今日も言われたの。「宮沢さん、怖いと思ったら意外と冷静に話すんですね」と。いや、普段は冷静ですよ。ですが、まったくおかしなことを影響力がある専門家や医師が言ったら、こちらも必死になりますよ。たった一人の学問的に非常識な人間が先導することによって、世論は動くんです。

鳥集　「このワクチンを打たないやつはバカだ」というようなことを言って。

宮沢　そうです、そうです。「ちょっと待ってよ」と。それは言いますよ、被害が甚大なんですから。「あなたはそう言うけど、どれだけの人が不幸になっているのか」という話です。

鳥集　そもそも、「アンチワクチン」だなどと簡単にくくれるような話ではないと思うのです。新型コロナワクチンを含む、あらゆるワクチンに反対という人ももちろんいます。しかし、HPVワクチン（子宮頸がんワクチン）は肯定するけれど、コロナワクチンはおかしいと言っている人もいる。ちなみに私は、コロナワクチンに対しては反対ですし、HPVワクチンについても懐疑的です。

いずれにせよ、新型コロナワクチンに反対だという人のなかでも、いろいろな考えの違いがあるわけです。それなのに十把一絡げに「反ワクチン」というレッテルを貼って、「反ワクチンの奴らは狂信的だ」「反ワクチンのヤツらがたくさん本を出したり、各地で講演してお金を儲けまくっている」みたいなことを言い募る。そして、われわれに対して「職業として反ワクチンをやっている」というレッテルを貼ろうとするわけじゃないですか。

宮沢　そうなんですよ。そもそも私たちはすごいリスクを背負っているんです。私なんてもう、同業者からはハブ（村八分）ですから。

鳥集　私の場合も医療ジャーナリストとして「反ワクチン」のレッテルを貼られたら、今後、医学部の教授は取材に応じてくれなくなる可能性だってあるわけです。知り合いの医師のなかにも、〝反ワクチンに堕ちた〟私の取材はもう受けたくないという人もいると思います。現実に、「あなたにはがっかりした」と言ってきた医師もいます。

自分のやりたいことを全部捨てた

宮沢　私はもう定年のことを考える世代ですから。ウイルス研究のしがらみや利権の中でずっと戦ってきて疲れてしまったので、もういいよ、趣味のピアノをやらしてくれよと。園芸でもやって、幸せに暮らしたかった……。あとは好きな研究だけやろうと思っていたのに、コロナ騒ぎが始まって全部狂ってしまったんです。

こう言ってはなんなんですけど、滅私奉公ですよ。自分を捨てていますからね。自分の好きなことを全部捨てたんです。本当にもうこの2年間、ドブに捨てた感じです。

鳥集　大学の教員としての出世はもうないかもしれないですもんね。

宮沢　研究もグシャグシャになって止まってしまった。私は定年まで残り10年、バリバリやろうと思っていた。進化の研究やがんの研究です。それが2年間も奪われてしまった。若い人にとって2年といえばまだ挽回ができますが、私にはあと10年しか残ってないのに2年も取られてしまったんです。けっこう痛いんですよね。8年間でなんとか挽回できないか、計算するわけですよ。寝る時間を少し減らしてスピードを1・2倍、脳みその回転を1・2倍にすれば、1・2×1・2でなんとか挽回できないかなと……。本当はもうちょっとのんびり落ち着いて、残りの研究人生を過ごしたかったんです。

鳥集　私は2015年に『新薬の罠』（文藝春秋）という本を書いて、医療界と製薬業界との癒着（利益相反）や臨床試験の不正を追及しました。心ある医師の間で利益相反が問題になって、襟を正す動きが出てきた。医療界は以前より浄化されたと思っていたんです。

2000年頃に、肺がん治療薬イレッサの薬害事件が起こりました。副作用の少ない夢の薬であるかのように宣伝されて患者の期待が膨らんだ。使いやすい飲み薬ということも手伝って、開業医のみならず歯科医にまで乱用されたと言われています。その結果、臨床試験では十分にわからなかった間質性肺炎という重篤な副作用が多発して、800人を超える人が亡くなったとされています。

その反省があったから、がんの新薬に関してはしっかり臨床試験をしようという動きになった。市販後も医師なら誰でも処方できるようにするのではなく、基準を満たした医療機関に限定して使えるようにして、安全性を確かめながら慎重に使っていこうという流れができた。医療安全を考えた取り組みで、医療界はよくなったと思っていたんです。

ところが、新型コロナワクチンは承認の仕方も使い方も無茶苦茶で、医療安全もへったくれもなくなってしまった。医療界は本質的なところで何も変わっていなかった、むしろ先祖返りしてしまったと、とてもがっかりしました。

宮沢　そう。すごいことですよ。

鳥集　これから出るコロナのワクチンや治療薬も、本当にきちんとした臨床試験をやっているのか疑問に思います。

宮沢　本当に安全なのか、本当に効くのかよくわからないまま、前倒しでどんどん承認しています。

鳥集　そうなんです。私が黙っていたら、これまでジャーナリストとして取り組んできたことが無になってしまうと思ったんです。これが新型コロナワクチンに異議を申し立て続けている一番の動機です。

宮沢　私はエキセントリックなことは一つも言っていません。昔に戻してくれと。原理原則を今まで貫いてきたじゃないかと。それを緊急事態だということで崩してしまったわけですが、本当に緊急事態だったのかと。

「イベルメクチン」はなぜ批判されるのか

鳥集　イベルメクチン[*3]をめぐっても、不可解なことが起こっています。長尾和宏先生（長尾クリニック院長）はコロナにもワクチン後遺症[*4]にも効くと言って、イベル

＊3　イベルメクチン……駆虫薬。1979年、北里大学特別栄誉教授の大村智氏が静岡県伊東市の土壌から新種の放線菌を発見。この放線菌が産生する物質に寄生虫の神経を麻痺させる作用のあることがわかり、米国の製薬会社メルクと大村氏との共同研究で、駆虫効果を高めたイベルメクチンが開発された。この薬が熱帯地方の寄生虫感染症（オンコセルカ症やリンパ系フィラリア症）に効果のあることがわかり、大村氏はロイヤリティを放棄して、無償提供を開始。南米ではオンコセルカ症の撲滅が宣言された。これらの功績で大村氏は2015年にノーベル生理学・医学賞を受賞。日本では、イベルメクチンは糞線虫症や疥癬の治療に保険適用となっている。

メクチンを推しています。いくつもの臨床試験でポジティブな結果が出ていると主張する医師や研究者がいる一方で、臨床試験に不備があるとしてイベルメクチンに否定的な医師たちもいる。私自身は本当に効くのかどうか判断がつきませんが、効くかもしれないというのだったら、みんなが納得する方法で改めて検証してみたらいいじゃないですか。そもそもイベルメクチンは、新薬に比べたらすごく安い薬で、めちゃくちゃな飲み方をしない限り、重篤な副作用はほとんど出ませんよね。

宮沢　私もそう思います。

鳥集　それなのに、イベルメクチンがコロナに効くと言うと「エビデンスのない薬を推す医師はトンデモだ」と、執拗に叩く医師たちがいるんです。一方で、本当に安全なのか有効なのかもわからないｍＲＮＡワクチンは手放しで賞賛する。メガファーマが出す新規コロナ治療薬も、イベルメクチンと同じくらいの情熱をもって厳しく吟味すればいいのに、ほとんど叩かないのです。

宮沢　頭がおかしいのではないかと思ったのが、ある病院で重症患者にレムデシビル[*5]を投与したり、抗体カクテル療法[*6]をやったりして、効いていると言っている。効くわけがないと思うんですけどね。

鳥集　抗ウイルス薬や抗体カクテル療法は、そもそもウイルスの感染や増殖を妨害

＊4　ワクチン後遺症……新型コロナワクチン接種後に生じた体調不良が長期的に続く状態を指す。動悸、胸痛、呼吸困難感、倦怠感、頭痛、めまい、手足の痛み、しびれ、筋力低下などを訴える人が多く、歩行困難に陥った人もいる。２０２２年６月現在、ワクチン接種後に重篤な副反応があったと医療機関から報告された事例は７４６０例だが、「厚生労働省・副反応検討部会」の森尾友宏部会長は「因果関係について検証しにくい」として、ワクチンとの関連を明確に認めていない。

＊5　レムデシビル……エボラ出血熱の治療薬として使われていたが、新型コロナウイルスに対しても効果があるとして日本でも新型コロナウイルス治療薬として特例承認された。しかしＷＨＯは２０２２年５月、重症患者に対して有意な効果をもたらさない、その他の入院患者についても死亡や重症化への進行についての効果がわずかであることを最終報告として発表した。『Remdesivir and three other drugs for hospitalised patients with COVID-19: final results of the WHO Solidarity randomised trial and updated meta-analyses』

＊6　抗体カクテル療法……軽症の新型コロナウイルス感染症者に、体内でスパイクたんぱくが受容体に吸着することを阻止する薬剤を投与し、重症化を防ぐことを目的とした治療のこと。

する薬ですから、早期に投与しないとダメですよね。体内でウイルスが増えて、重症化してしまってからでは遅いはずです。

宮沢　早期に投与しないとダメでしょう。重症化しているときには、もうウイルス量は下がっているんです。重症化するのは、おそらく感染に伴って免疫が暴走するから。ですから、その段階で抗ウイルス薬を処方しても、抗体カクテル療法をやっても遅いんです。それなのに彼らは投与している。なぜかと聞くと、標準治療で決められているからだと。本当ですか？　論理的に考えて抗ウイルス薬や抗体カクテル療法は重症患者にはほとんど効かないでしょ。それに、レムデシビルの処方は一日5万円ほど、抗体カクテル療法に至っては1クール何十万円もかかるわけです。もう、頭は大丈夫ですか？　と思ってしまう。

鳥集　だから、製薬会社の手の平にのっているとしか、私には思えないんですよね。

宮沢　そう。儲かるからやっているとしか思えない。私は医師ではないので、治療薬のことははっきりとわからないのですが、肺炎を起こしているんだったら、デキサメタゾン[*7]（ステロイド薬）を投与すれば、かなり改善されるわけですよね。デキサメタゾンは古くからある薬で、薬価も安い。なぜ効果がほとんど見込めないのにわざわざ高い薬を使うのか。

鳥集　安くて効く薬があれば、それを使えばいいですよね。ずっと医療財政はひっ迫していると言われてきましたが、それこそ医療費の節約になります。それなのに、安くて効くかもしれない薬ばかりを叩いて、安全性も有効性もわからない、高額な新規のワクチンや治療薬は厳しくチェックせずスルーする。イベルメクチンがいいか悪いか以前の問題として、やっていることが不自然すぎるんですよ。

宮沢　一応イベルメクチンに関しては、試験管内でものすごく効いているわけです。だから、一つの候補薬であることは確かです。実際にヒトの体で効くかどうか、私も知りません。だけど、少なくとも試験管内では効果が出ているから、試してみた

＊7　デキサメタゾン……ステロイド剤のひとつで、抗炎症作用、抗アレルギー作用、免疫抑制作用をもつ。新型コロナウイルス感染症者で呼吸不全を伴う中等症から重症の患者に対して効果があると厚労省の診療の手引きに記載されている。

らという話です。そう言うと、「宮沢さん、ダメですよ」と言われるんです。「イベルメクチンも副作用があるんですよ」と。それはありますよ。あるけど、寄生虫の薬としてすでに世界中で何億人にも投与して、どんな副作用が出るのか全部わかっているわけです。だから、投与する医師が注意すればいいだけの話ではないですか。

鳥集　それなのに、イベルメクチンがコロナに効くかもしれないと発信しただけで、ものすごく叩かれる。結局、安い薬が売れたら困るという、それだけのことなのではないでしょうか。

薬価の高い新薬を売りたいだけ？

宮沢　安全性に関しても少なくともレムデシビルよりは上でしょう。今までに使っている数が全然違うんですから。それに、そもそもインフルエンザの特効薬のごとく言われるタミフルも、そんなに効いてないですよね。

鳥集　添付文書に記載されている治験の結果を見ると、せいぜい半日か1日、発症期間が短くなる程度です。

宮沢　しかも、初期症状で半日でしょう。だけど、それを飲んでみんなインフルエンザが治るって安心するわけじゃないですか。それと同じように、イベルメクチンで安心を買えばいいんです。でも、それを言ったらまためちゃめちゃ叩かれる。逆に、イベルメクチンを飲みたい人が通販でしか買えなくなると、安全性が担保できない品質の悪い薬が出回るかもしれない。だから、正規品を早く流通させてください、という話なんです。

鳥集　イベルメクチンを個人輸入して使っているのが危ないと言うのであれば、政府が国内の信頼できる製薬会社につくらせて、安全が担保できる正規品を市場に出せばいいだけの話です。でも製薬会社からすると、イベルメクチンのような安い薬ではなく、薬価の高い新薬を売りたいのでしょう。それに、これから出てくる薬のことを考えるとコロナが終わってもらっては困るという心理も働くと思います。

宮沢　恐ろしいことです。そもそも、日本の製薬メーカーはコロナにワクチンは必要ないというスタンスだったんです。なぜなら、SARSとMERSの経験から、できるわけがないと思っていたから。ところが、ファイザーがmRNAワクチンを出して莫大な利益を上げた。モデルナも儲かった。それを見て塩野義製薬も参入しようとしています。ですが、塩野義のコンポーネントワクチン[*8]は、mRNAワクチンに比べると副反応は少ないかもしれないですが、そんなに効かないのではないでしょうか。細胞性免疫をどれだけ誘導できるかですね。

鳥集　mRNAワクチンを打ちたくない人も、コンポーネントワクチンなら安心といって打たせようとしていますよね。

宮沢　コンポーネントワクチンも不活化も効かないから、私は別の方法を試そうと研究していたんです。ただし、もしワクチンパスポートが義務化されて絶対打たなければいけないとなったら、私はコンポーネントワクチンを選びます。その程度です。そもそもヒトコロナにワクチンはいらないんです。

免疫のことを知らない医師が多すぎる

鳥集　私は医師ではありませんし、免疫学に関してもいろいろ教えていただく立場ですが、それでもここまで得た知識から考えて、mRNAワクチンを打つとさまざまな不都合なことが起こり得ると想像できるんです。ところが、医師の多くがこのワクチンの安全性と効果を疑うことなく鵜呑みにしてしまった。受験偏差値が最強の医学部に合格できた頭脳の持ち主のはずなのに、なぜ見事に多くの医師がこのワクチンを簡単に受け入れてしまったんだと思いますか。

宮沢　お医者さんと話していると、免疫学の知識に乏しいことにびっくりすることが多いんです。「習わなかったんですか？」と聞くと、「免疫、苦手だったから」と。たしかに、免疫学は難しいです。だいたい夏休み1カ月こもるぐらい、私も勉強しました。免疫学を習得するのに、1日6時間勉強して30日は必要でした。

鳥集　今の医学部教育のなかで、免疫学やワクチンのことについては教えていないのでしょうか。

＊8　コンポーネントワクチン……遺伝子組み換え技術などを使ってウイルスの感染にかかわるたんぱくのみを合成、精製したワクチン。塩野義製薬の新型コロナワクチンは2022年中の承認を目指しているとされる。

宮沢　ちゃんと教えているはずなんですが、おそらく多くの医学生は一夜漬けとは言わないですが、試験前に1週間ぐらいしか真面目に勉強してないと思います。それで試験を乗り切っているのではないでしょうか。

免疫システムというのは本当に複雑かつ厄介で、きちんと理解できるまでには、ものすごく時間がかかるんです。学生たちには「とにかく学部生の間に免疫学の本をしっかり1冊読み込まないと、一生免疫学が身につかないよ」と言っています。

鳥集　そもそも「抗体さえ上げればいい」という考え方自体が、宮沢先生の話を聞いていても、あり得ないとわかるじゃないですか。なぜ、お医者さんたちが、抗体ばかりにとらわれてしまうのかもわからないのです。

宮沢　それは習ってないからだと思います。免疫学の教科書を読んでも、そういうことは書いてないですね。

鳥集　ちゃんと免疫学の勉強をしていないから、抗体をとにかく上げればコロナを阻止できるだろうと思ってしまっているんでしょうか。

宮沢　感染免疫は授業がほとんどないんです。

鳥集　私も完全に免疫学をマスターしているわけではありませんが、免疫の登場人物は抗体をつくるB細胞だけじゃないですよね。

宮沢　そうですね。

鳥集　自然免疫だけでも、NK細胞、[*9] マクロファージ、樹状細胞などがあります。それから、細胞性免疫を担うT細胞も、1種類じゃないわけですよね。

宮沢　何種類もあります。

鳥集　それらの免疫細胞が出している受容体もいくつもありますし、細胞が分泌するサイトカインも何種類もありますよね。インターロイキンやインターフェロンや腫瘍壊死因子（TNF－α）など。たくさん登場人物がいて、ものすごく複雑にできているということが、教えていただけばいただくほどわかってくるわけです。

＊9　NK細胞……ナチュラル・キラー（Natural Killer）細胞。免疫細胞であるリンパ球の一種。体内を循環し、がん細胞やウイルスなどの異物を発見し攻撃する細胞のこと。リンパ球のおよそ10～30％を占める。

つまり、抗体を大量につくりさえすれば万々歳だなんて、絶対あり得ないというのは免疫学に詳しい人たちの発言や本を読めば、完全に理解できなくてもある程度わかると思うのですが、なぜ受験偏差値がめちゃくちゃ高い医師たちがわからないのか。あるいは免疫学のことはある程度わかっているのに、誘導されてしまっているのか。そのあたりのことが、私には本当に不可解で。

コロナワクチンは、自分の細胞に外来のｍＲＮＡを送り込んで、コロナウイルスのスパイクたんぱくをつくらせるわけじゃないですか。この作用を想像するだけでも「本当に大丈夫?」と思うのですが、みんながそれを嬉々として打ち出すというのがわからないのです。

宮沢　単純に考えたら、「いいんじゃないかな」と思ってしまう人が多いんだと思います。ですが、私は「そんなことしたら自分を攻撃してしまうんじゃないですか、大丈夫ですか?」と思ってしまう。「もし免疫ができていてこのワクチンを打ったら、自爆してしまうぞ」と。少なくとも絶対にスパイクたんぱくに対して免疫がないことを証明してから使ってください、と言いたくなります。しかし、何も考えない人は「免疫をつければいいんでしょう。そしたらそれでいいじゃん」となる。もっと全体を考えると、「いや、それは危なくないか」と思うわけです。

鳥集　それともうひとつ、最初に推奨した医師たちは、このワクチンさえ打てば当然うまくいくと思ったはずです。ところが、集団免疫ができないどころか、感染を予防することすらほとんどできないことがわかった。しかし、その間違いを認めたくないために、いろんな理屈をこねているように見えます。

宮沢　まあ、そうでしょうね。

製薬マネーに依存する医学部

宮沢　ワクチン後遺症についても、私からすると荒唐無稽には見えないんです。

鳥集　ｍＲＮＡワクチンの仕組みから考えて、ワクチン後遺症のような症状が出てきて不思議ではないと私も思います。

宮沢　後遺症の症例を聞くと、私は、「あ、なるほどなるほど、免疫が自分の細胞を攻撃するわけだから、神経細胞やその周りの細胞を攻撃すれば、そのような症状が出るよね」と思います。免疫の低下についても、最初はそんなに強力に細胞性免疫をスパイクたんぱくに誘導してしまったら、他の感染症に対する細胞性免疫が下がるのではと最初は漠然と思っていました。しかし、そんな甘っちょろいものではなかった。このワクチンのｍＲＮＡによって、免疫がかなり混乱していることがわかった。

ところが、医師の多くがワクチン＝善という考えにとらわれて、「ワクチン後遺症なんてあり得ない」と言う人までいる。「え、ウソでしょ？」と思うわけです。従来のワクチンだったらまだわかりますが、今回は人類が未経験のワクチンを大実験した。しかも、ワクチン後遺症の症状を見て、私はむしろ腑に落ちるわけです。

鳥集　そこからコロナバブルの話につながっていくのですが、なぜウイルス研究者や医師は、ｍＲＮＡワクチンのリスクを無視するのでしょうか。

宮沢　不思議なんですよ。なぜなんでしょう。安全性のことを考えるお医者さんが少なかった。これはどういうことなのか。

鳥集　『医療ムラの不都合な真実』（宝島社新書）などでも書きましたが、やはり医療界が製薬マネーに支配されていることが大きいのではないでしょうか。医学部教授たちがなぜ新薬に甘いのか。それは、研究費や教室の運営費を製薬マネーに依存しているからだけでなく、そもそも若い時から薬にあまり疑問をもたない人たちが出世していくからだと思うんです。製薬会社はそういう医師に目をつけて研究費を助成したり、学会報告や論文作成のサポートを行ったりして、出世の後押しをするんです。逆に、若い頃から薬に厳しい目を持っている医師は、出世しない。製薬会社からの研究費も人的サポートもないですから。

製薬会社の支援を受けて論文を書き、インパクトファクター[*10]を稼いできた医師たちが、医学部での出世競争に勝ち残り、教授になっていくわけです。彼ら自身は、

*10　インパクトファクター……ジャーナル（学術雑誌）影響度指標とも言い、自然科学・社会科学分野の学術雑誌の影響力を評価する指標。雑誌に掲載された論文がどれだけ他の雑誌に引用されたかによって評価される。インパクトファクターの高い雑誌に論文が掲載されることは研究者の名誉になるのみならず、大学や研究機関での地位や研究費の額にも影響を与えるとされる。

自分が薬に甘いとか、製薬会社から金をもらっていることで研究を歪めているという意識はないのかもしれません。しかし、もともと薬に信頼感の強い医師たちが出世している可能性が高く、そういう教授の下にいると薬に対して懐疑的な意見も言いにくくなるのではないでしょうか。

だから、教授なり病院長なりが「みんなでワクチンを打って、このコロナの感染拡大を制御していこう」と旗を振ると、それに従わざるを得なくなる。逆に、このワクチンに対して「ちょっとおかしいんじゃないか」と言おうものなら、頭のおかしなトンデモ医師というレッテルを貼られる。本当は大学病院やセンター病院のような大きな組織の中にも、このワクチンに対して懐疑的な医師はいるはずだと思うんです。でも、大きな組織の中では口に出せないという雰囲気があるのではないでしょうか。

高級ホテルで開催される学会

宮沢　私が医学系の学会に行くとすごく感じるのは、ものすごく風通しが悪いということです。ヒエラルキーというか、教授が絶対じゃないですか。たとえば、議論していたところに大御所の教授がやってきて「こうだ」と言ったら、みんなシーンとする感じなんです。

鳥集　そうだと聞きます。

宮沢　とにかくお医者さんの学会はそんな感じなんです。活発な議論というか、正常な議論がなされていないという印象です。だから、あまり医学系の学会には出たくない。すごく高級なホテルでスーツを着てやっているような学会というのは、あんまり好きじゃないです、私は。

鳥集　私もそうです。その高級なホテルでどうして学術集会が開けるのかというと、製薬各社からかなりの協賛金が入っているからです。

宮沢　そうなんです。私たちは場所なんてどうでもいいからもっと有意義な議論をしたいと思うわけですが、そういう人たちは「高級なところでやらないと、なんか気分が高まらない」みたいなことを言うわけです。私たちはそんな目的で来ているわけじゃない。あくまでも議論が目的なのに、まともな議論ができないんです。

子宮頸がんワクチン問題と同じ構図

鳥集　ＨＰＶワクチン（子宮頸がんワクチン）では、コロナワクチンと同じように健康被害を訴えている人たちがいます。しかし、そのことをメディアやＳＮＳで取り上げると、「このワクチンを打てばたくさんの人が子宮頸がんを免れるのに、マスコミが健康被害を言い立てることで、一時的に積極的な接種勧奨が中止されてしまった。そのために、子宮頸がんワクチンを受ける人が減り、日本のワクチン行政は世界に遅れてしまった」と声高に非難してくる人たちがいるんです。

そして、子宮頸がんワクチンの安全性や有効性に懐疑的な意見を言う医師、政治家、ジャーナリストなどをトンデモな反ワクチンで、「救える命を見殺しにした大量殺人者だ」みたいなことを言ってくる。私も、かなり罵詈雑言を浴びせられました。

私は医学界の人間ではありませんから、こんなことを言われても平気なんですが、医学界の中にいたら、「トンデモ医師」のレッテルを貼られて、出世の道が絶たれてしまったり、医師仲間から色眼鏡で見られるなど、実質的な不利益を被ります。

本当は学会で異論を唱えたとしても、自由に議論すればいいだけなのに、吊るし上げのような非難の集中砲火を浴びて声を上げることができなくなってしまう。

米国の法律学者やジャーナリストが書いた『子宮頸がんワクチン問題』（メアリー・ホーランド、キム・M・ローゼンバーグ、アイリーン・イオリオ共著、別府宏圀監訳、みすず書房）という翻訳本が出ていますが、これを読むと、本当に今回の新型コロナワクチンとそっくりなことが書いてあります。病気のリスクを大きく言い立てて不安を煽る。臨床試験で都合のいいデータが出るような操作をする。ワクチンの効果を過大評価し、リスクを過小評価する。安全性や有効性に疑問を呈する医師やマスコミを「反ワクチン」と攻撃する。健康被害を訴える人が出ても簡単に認めず、まともに救済しない――等々です。

たとえば米国での話ですが、テレビで子宮頸がんワクチンの健康被害について取り上げたキャスターに対して、ワクチン推進派の人がテレビ局にクレーム攻撃をするんです。「キャスターの話した内容は非科学的だ。因果関係があると証明されていないのに、あたかも害が起こっているように言及し、ワクチンの不安を煽っている。ワクチンのメリットについて触れず、悪いことばかりを指摘して、バランスの悪い報道をしている」といった感じです。

結局、そのキャスターは謝罪に追い込まれて、番組を降りてしまった。このような言論封殺が、海外でもかなり行われているんです。

私は今回のコロナワクチンを進めるにあたって、製薬会社や推進派の医師たちのなかに、「子宮頸がんワクチンの失敗をもう繰り返さない」という反省がかなりあったと思うんです。だから、コロナワクチンに疑問を呈する医師、研究者、ジャーナリスト、市民の人たちに対して、「反ワクチンの頭のおかしいヤツらだ」というレッテルを貼って、しつこく攻撃したのではないでしょうか。イベルメクチンに関しての長尾先生に対する攻撃も、長尾先生にトンデモのレッテルを貼って、長尾先生のワクチン後遺症に関する発信を多くの人に信じさせないように企てようとしたのが、本当のところではないかと思っています。

ワクチン原理主義のまやかし

宮沢　子宮頸がんワクチンに関しては、どれだけ防御効果があるのか、実は私はあまり知らないんです。当初の子宮頸がんワクチンは、カバーしているウイルスの範囲が狭かったですよね。

鳥集　日本で一番普及したサーバリックスというワクチンは、16型と18型のウイルスだけでした。

宮沢　それも問題だったし、他のワクチンに比べて副反応も多かったですよね。注射がものすごく痛いという話も聞きました。

鳥集　そうですね。失神する人もかなりいたようです。

宮沢　そういうこともあり、これは改良すべきだと思ったわけです。それに、ワクチンでしか防げないのだったらそれに頼るものありですが、ＨＰＶによる子宮頸がんは他の方法でも防げますよね。

鳥集　性交渉開始の年齢が低い、不特定多数の人との性交渉、喫煙、免疫不全状態などがあるとリスクが高まることが知られています。

宮沢　HPVに感染しないためにはコンドームをすればいいですし、子宮頸がんを早期に発見したければ定期検診を受ければいい。もちろん自然免疫を上げるといったこともできます。

鳥集　そもそも、子宮頸がんで亡くなる女性は年間約3000人で、30～40代くらいから死亡者は増えますが、その多くは高齢者です。日本人の女性は年間65万～70万人ほど亡くなりますから、子宮頸がんで亡くなる確率は多くて0・5%ほど、200分の1の確率です。1000人いたら99人以上は他の病気で亡くなります。

もし子宮頸がんワクチンの死亡予防効果が100%だったとすると、該当年齢の日本人女性全員が打つことになれば3000人、効果が50%だったとしたら1500人の命を救えることになります。ですから、効果を強調する人は、何千人、10年で何万人もの命が救えるのだと言います。

しかし、個人として考えた場合には、ほとんどの人は打っても打たなくても運命は変わらないのです。しかも、子宮頸がんで死ぬ運命ではなかったのに、わずかであったとしても、ワクチンのために健康被害に遭うリスクもあります。

それに、そもそもとして子宮頸がんワクチンによって子宮頸がんが減ると報告されていますが、それによって「子宮頸がん死」が本当に減るのかどうかまだわかっていませんし、子宮頸がん死が減ったとしても総死亡率（あらゆる要因による死亡）が減るかどうかもわかっていません。下手をすると子宮頸がん死予防効果をワクチンの害が相殺して延命にはつながらなかったという結果が、数十年後に出ないとも限らないのです。

このように本当はわからないことだらけなのに、あたかも「効果があるに決まっている」「安全であるに決まっている」という思い込みで、接種を強力に推進しようとすることに強い違和感があるのです。有効だ、安全だと言うのであれば、本当は接種者と非接種者を何十年も追跡して、その人たちがどうなったかを科学的に検証する研究をしなくてはならないのに、そのような研究すら国内で行おうとしない。

今回のコロナもそうですが、リスクを過大に言い立てて、ワクチン接種に人々を誘導していく薬のセールスマンのようなやり方に医療界までが染まっている。そのことに、私は憤りを感じています。

「接種しない選択」がなぜ尊重されないのか

宮沢　私は子宮頸がんワクチンに関しては、メリットもあるんだろうと漠然と思っていました。しかし、他のワクチンに比べて副反応が圧倒的に多いのは確かで、それに対処せずに「打て打て」とばかり言うのはやはりおかしい。実際に、日本では副作用の少ない経口ワクチン（飲むワクチン）が研究されており、そちらのほうに切り替えていくべきじゃないでしょうか。そもそも子宮頸がんワクチンは、どれくらいの防御効果があるのですか？

鳥集　スウェーデンでの研究では、接種者のほうが非接種者に比べて子宮頸がんの罹患率が4～5割ほど低下したという結果が出ています。また、デンマークでの研究でも、20歳より前にワクチンを接種した場合には、子宮頸がんの予防に高い効果が得られたということになっています。しかし、これらの研究は10代～20代を対象にしたもので、実際にがんが増えてくる中高年になったときに、子宮頸がん死亡率や総死亡率を減らせるかどうかはわかっていません。

宮沢　わからないんですよね、どの程度死ぬことを防げるのかは。

鳥集　だから私は、「打つことを強要するな。打たない選択も尊重しろ」と言いたいだけなんです。子宮頸がんが怖いから打ちたいという人は、打てばいいと思います。ですが、「子宮頸がんワクチンにメリットを感じない」「子宮頸がんで亡くなったとしても、それは自分の運命として受け入れる」と思える人は、無理して打たなくてもいい。でも、それを私が言うと「人の命を軽視している」とものすごく叩かれるわけです。

宮沢　それは本人の選択だと思います。子宮頸がんワクチンの副反応が問題になったとき、私が憤慨したのは、「子宮頸がんワクチンは安全です」と言い切ってしまう人がいたことなんです。ワクチンと接種後の体調不良の因果関係なんて、そんな簡単にわからないですよ。

鳥集　そもそも子宮頸がんワクチンも、予防するためにはＩｇＡ（粘膜の抗体）を上げなくてはいけませんよね。ですが、注射で体内に入れるので粘膜の抗体まで十分に誘導するためには、血中の抗体価をかなり上げなくてはいけない。そのために、アジュバント（免疫賦活剤）を使っている。それが強烈すぎて、副反応が強く出ている可能性もあります。

宮沢　そうです。だから、粘膜の抗体を誘導できる経口ワクチンのほうがいいのだと思います。

鳥集　しかも、先ほどの『子宮頸がんワクチン問題』で指摘されているのですが、MSDのガーダシルの治験は、実薬と生理食塩水とで比較しているのではなく、実薬と主成分を抜いたアジュバントとで比較しているんです。だから、アジュバントの安全性に問題があったとしても、この治験ではそれがわからない。

宮沢　なるほど。動物のワクチンでもアジュバントの安全性が問題になったことがありました。

マイナス面を議論しようとしなかったワクチン学会

鳥集　いずれにせよ、新しい医薬品ですから何か問題があるかもしれないと警戒してチェックするのは当然じゃないですか。とくにワクチンは病気の人ばかりではなく、原則的に健康な人に接種するわけですから、きわめて安全なものでなくてはならない。なのに、製薬会社は安全性や有効性に多少問題があっても、自社の利益のために一本でも多く売りたいんです。その資本の論理に抗して、本当に安全で有効かを厳しくチェックするのが、本来の研究者の役割だと私は思うのです。製薬会社と一緒になって、薬のセールスマンになってはいけない。

宮沢　そうそうそう。私も同じことを日本ワクチン学会で言ったのですが、ものすごいバッシングを受けました。だから私は学会を辞めたんです。私はワクチン否定論者ではないのです。ただ、ワクチンにはいいところもありますが、どうしても悪いところもある。悪いところがあるならそれを改善して、なくしていかなくてはいけない。だから、悪いところの議論もするべきなんです。

鳥集　もっともです。

宮沢　なのに、議論すらさせてくれないわけです。いや、議論になることもあるのですが、新しい問題点を提起すると総攻撃に遭う。とにかく1個ずつやれというわけです。「今これが話題になっているから、この問題はしゃべってもいいけれど、新しい問題を今、提起するな」という感じなのです。これでは、いいワクチンはできませんよ。

鳥集　ワクチン学会の幹部の人たちも、ワクチンメーカーからかなりお金をもらっていますよね。学会自体も協賛金を受け取っています。たとえば、現在（2022年6月末）の日本ワクチン学会の理事長である岡田賢司氏（福岡看護大学教授）は、2019年だけで約250万円の講演料や原稿料を製薬会社から受け取っています。最も多いのが子宮頸がんワクチンのメーカーであるMSDで約49万円、次がコロナワクチンのメーカーであるファイザーで約40万円です（Tansa×医療ガバナンス研究所「製薬マネーデータベース」より）。

宮沢　学会ではまともな議論ができないので私たちは研究会のようなものをつくって、独自で内輪の議論をしていたんです。それをもっと大きくやりたい。しかし、製薬会社からお金をもらったら自由な議論が絶対にできない。だから、無料の集会室を使うなどして1回1000円ほどの参加費をもらい、手弁当でやっていました。どこぞの学会みたいにホテルなんて借りられないですよ。

お金をもらっている製薬会社の悪口は言えない

鳥集　別に学会なんて必ずしも豪華なホテルでやる必要はないわけじゃないですか。大学の教室を使って議論すればいいだけなのに、と思います。

宮沢　それなのに、なぜかホテルの豪華な会場で懇親会をやったりするわけです。そんな宴会いらないだろうと思うのですが。

鳥集　通路の両側に製薬会社や医療機器メーカーのブースが出ていて、そこを通っていかないと学術集会の会場にたどり着けないという状況自体がおかしいじゃないですか。もう医学界全体が麻痺しているとしか思えません。

宮沢　逆に酔っているんですよ。

鳥集　そうですよね。そこでお聞きしたいんですが、どうして宮沢先生は製薬会社からお金をもらったり、製薬会社の都合のいいことを言ったりする人にならなかったのですか。

宮沢　一応、私も動物のワクチン会社から研究費をもらっています。

鳥集　それでも製薬会社に都合のいいことは言わないでおこうというマインドをも

っているのはなぜですか。

宮沢　いやいや、私もね、お金をもらっている製薬会社の悪口なんか言えないですよ。無理です。

鳥集　とても正直な告白ですね。

宮沢　普段からお世話になっているところには、やっぱり甘くなります。しかし、企業に対しては、「いいものをつくっていきましょうよ」と言っています。お金をもらっていて、ごめんなさいね。

鳥集　いえいえ。

研究者が製薬マネーに頼らざるを得ない事情

宮沢　国からの研究費だけでは、少し足りないのです。私なんか経費の使い方で問題を指摘されて、ペナルティ食らってしまった[*11]でしょう。だから余計に、お金が恒常的に足りない。人も雇わなきゃいけない。

鳥集　秘書さんとか。

宮沢　秘書さん、絶対必要なんですよ。研究と並行しながらの会計管理なんて、私にはできません。ちょっとミスるとまた指摘されるので、きちんと会計ができる人を雇いたいんですが、そのお金も必要です。それに、物が壊れたときに修理代が出ない。たとえば農林水産省の補助金で1000万円の実験装置を買ったとします。それが壊れたら修理費に200万円ほど必要になったりします。実験装置の修理代って、結構かかるんですよ。だけど農水省のお金はもうない。だから、文部科学省の補助金を使いたいと思う。でも、使えなかったんです。

鳥集　農水省からもらった補助金じゃないと、修理できないということですか。

宮沢　建前上は大学のお金で修理してくださいと言われる。しかし、大学からもら

＊11　私なんか経費の使い方で問題を指摘されて、ペナルティ食らってしまった……帯広畜産大学獣医学研究科在籍時に、不適切な会計処理を行ったとして処分を受けた。1年間の調査により私的流用がないことは認められたが、4年間（実質的には4年半）、国からの研究費獲得資格のすべてを喪失した。

う お金は私の場合、年間150万円ぐらいしかありません。そうなると200万円の修理代をどうやって捻出するのか。直せなければ、実験できません。大学は「寄付金を集めてこい」と言うわけです。そうなると、頼りになるのは製薬会社なわけです。

鳥集 そこがすごく大きな問題点。

宮沢 国からのお金をきちんともらえたら、製薬会社に頼らなくてもいいですが、頼らざるを得ないんです。たとえば、どこかの大学に移籍して引っ越すことになったとします。引っ越し代がどこからも出ないんですよ。ラボ(研究室)の引っ越しは、100万〜200万円ぐらいかかるんです。受け入れの先の大学も出してくれない。自分で都合するとなったら、寄付を集めるしかない。寄付をくれるところといったら医学・生物学系の研究者には、製薬会社しかないんです。それでもまだ幸せですよ、製薬会社とつながっているから。理学部なんかは、もっと悲惨じゃないですか。

鳥集 そうでしょうね。

宮沢　どうするのって話ですよね。私たちは製薬会社からお金をもらわないと、研究室を維持できないんです。

国立大学の窮状

鳥集　さらに、国立大学は２００４年4月から独立行政法人化しました。そのために、独立採算を求められるようになった大学は、国からの運営費交付金[*12]をどんどん減らされて、自分自身で稼ぎを増やさなくてはならなくなった。

宮沢　そうなんです。私立大学の研究者はまだ恵まれているようですが、国立大学はどんどん運営費交付金を減らされています。帯広畜産大で助教授をやっていた時は、大学がくれたお金は確か年間30万円だったと思います。そのうち半分を図書の経費として取られたんです。だから残り15万円です。それなのに、実習をやるため

＊12　運営費交付金……国立大学法人化に伴い導入された支援策。大学の収入不足を補うために国が出している補助金のことで、大学の人件費や研究費に使われている。

にいろいろな機材や試薬を買わなければいけない。それに数十万円ほどかかりました。たとえば授業をするとき、プリントを配らなきゃいけない。でも、プリント代も出ない。

鳥集　それは、今もですか。

宮沢　今はもっとひどいんじゃないですかね。だから授業や実習をするときも研究費を削って捻出していたわけです。本当はいけないことですよ、目的外使用ですから。でも今、そういう状況になっているわけですよ。何かとお金がないんです。

鳥集　だから製薬会社に頼らざるを得ない。

宮沢　製薬会社以外もあるのかもしれないですが、私たちが一番手っ取り早いのは製薬会社です。私の場合、動物の。

鳥集　そういうことになるわけですね。

製薬マネーの呪縛

宮沢　あとは、たとえば消毒薬やウイルス不活化装置の会社。全然効かないような製品もありますよ。

鳥集　そのような企業からお金をもらったら、彼らにいい結果を出してあげようかな、みたいな気持ちになりますか。

宮沢　それを企業側がすごく言ってくるわけです。私は受託研究をするときに、「結果が出なかったら正直に言いますよ。それでいいのなら受けますが、いいんですか」と聞きます。それで企業側は「お願いします」と言う。いざ実験すると、いい結果が出ないこともあるわけです。「出ませんでした」と言うと企業側は、「いや、なんとかなりませんか」と言ってくる。そのやり取りが永遠に続くのです。企業側は「いや、もうちょっと実験条件を変えてなんとかしてくれませんか」と食い下がってきます。それをやり続けたら、私たちは割に合わないですよ。たとえば、ちょこっとやればできるかなと思って30万円で請け負ってみたら、半年から1年以上かかったりする。それで「いい結果が出ません」と言っているのに、納得してくれないんです。

鳥集　でも、お金を出す側の企業からしたら、やはり京大の先生のお墨付きが欲しいとなりますよね。

宮沢　それで、もう無理くりに、嘘をつかない範囲でいい結果を出したとするじゃないですか。本当に無理くりなので、社内の文書だったらいいのですが宣伝には絶対に使わないでくださいと言ってデータを渡します。でも、「すみません。パンフレットに某国立大学研究所によると、と載せてもいいですか」と、いろいろ言われるわけです。「いや、勘弁してください」と断るのですが、ものすごくつらいです。いいデータだったらいいのですが、「おたくの商品、他のメーカーに負けています」ということもあるわけです。そうしたときにどうするものかと……。

鳥集　逆に言えば、平気で相手が求めるような結果をどんどん出していったほうが、お金をたくさんもらえるわけですよね。

宮沢　そんなことをやれば信頼を失います。だから正直に言うと、私は企業からあまりお金をもらいたくないんです。でも、それがないと研究をやっていけない部分があるから致し方ない。寄附金だけくれて何も口を出さない、有り難い企業もありますけどね。

研究費が付く分野に研究者たちは群がる

鳥集　私も『新薬の罠』という本に書きましたが、医学部には製薬会社から研究費だけでなく、奨学寄附金というお金も入っています。本来は、目的を限定せずに資金を提供する純粋な寄付であるはずなんですが、現実的には有望な診療科を対象にした「ひも付き」のお金です。

たとえば、10年ほど前は降圧薬（高血圧薬）やコレステロール低下薬などの新薬が続々と出て、商品のなかには年間数百億円から1000億円を超える売り上げを出していたものもありました。こうした薬を業界では「ブロックバスター」と言います。なのでそのような病気を扱う診療科、たとえば循環器内科や腎臓内分泌内科などに奨学寄附金が集まっていたんです。東大病院や阪大病院の場合、1つの診療科で年間に数千万円から1億円近く集まっていたところもありました。

ところが最近、ある神経内科のお医者さんに聞いた話ですが、降圧薬やコレステロール薬は新薬がしばらく出ていなくて、今は神経内科がホットなんだそうです。とくに、新薬が続々と出ているパーキンソン病の研究にお金が集まっている。これまで神経内科の世界では認知症の専門家として有名だった教授が、知らぬ間にパーキンソン病の専門になっているというんです。

宮沢　お金によって変わるんですね。

鳥集　そうなんです。認知症薬はドネペジル（商品名・アリセプト）以降、何種類か新薬が出ましたが、だいたい出揃いました。アデュカヌマブという新薬も期待されましたが、臨床試験でいい結果が出なかった。そうなると、パーキンソン病がホットだからということで、そちらに研究分野を変えていく。そういうことが現実として起こっているというのです。いったい何のために大学の研究はあるのか、と思います。

ウイルス学の研究分野にも「流行」が

宮沢　ウイルス学なんて最たるものですよ。年ごとに「お題」が変わるんです。今年はインフルエンザ、今年はジカウイルスみたいな感じで、今はコロナウイルスです。もっとさかのぼると、エイズが話題になっていっぺんにひっくり返ったわけです。エイズを研究していた留学組が続々と日本に帰ってきて、みんな教授になりました。それまでヘルペスウイルスや麻疹ウイルスなど、さまざまなウイルス研究者が群雄割拠していたのですが、一気にエイズばかりになってしまった。

鳥集　もともとは、大学によって得意とする分野が違ったんですね。

宮沢　そうだったんですが、エイズウイルスが出たら、エイズウイルスをやらないヤツは人間じゃないみたいな感じになり、多くの人がエイズに参入してきた。『Nature』や『Science』に論文を一発出せば、30代で教授という人もいました。名だたる大学が全部エイズ、エイズ、エイズ……。まるでオセロをひっくり返すみたいに。

鳥集　そこにお金が集まるという事情があったわけですね。

宮沢　そうです。昔からそうなのですが、今も厚生労働省はなぜか特定の数個のウイルスにしかお金を出さない。だから、私はそんなことをしていたらダメだと言っているんですが。新興感染症というのは無防備なところからやってくるわけですから、広く浅く研究しなくてはいけません。もちろん、集中しなきゃいけないところは集中しなきゃいけないと思うのですが、基本姿勢として広く浅くやらなくてはいけないのに、今はすべてが選択と集中になってしまったんです、文科省も厚労省も。厚労省なんて今はコロナ一色じゃないですか。その研究のメインストリームがコロコロ変わる。そのたびに研究者がどっと流れていくんです。

鳥集　麻疹を研究していると言っていたのに、いつの間にかコロナの専門家になっていたみたいな。

宮沢　エイズの研究をしていたと思ったら、今度はC型肝炎をやったり、インフルエンザをやったり。

鳥集　そんなコロコロと専門を変えられるものなのですか。

宮沢　変えられないし、研究者は変えたくないんです。

鳥集　本当は。

宮沢　やはり深く研究したいじゃないですか。ですが、お題がコロコロ変わるんです。今はそのサイクルが短くなってきたかな。西ナイル熱が急に重要視されたと思ったら、次はデング熱とかジカ熱とか、コロコロ変わるんですよ。

鳥集　それで今はコロナが一番ホットで、そこに研究費がいっぱい付くと。

コロナバブルを終わらせたくない人々

宮沢　実名は出せないですが、この前もある研究者がコロナの不安を煽っていました。東京のウイルスに変異株が混じっていたぞと。その研究者の専門はもともとエイズだった。ところがエイズはすでに斜陽です。日本全国の医科大ではエイズ研究者が教授だったんですが、次の教授はエイズ以外になる。なぜなら、エイズは治療法がほぼ確立されたからです。

鳥集　たしか、4つぐらい薬を飲むことで発症が抑えられるようになったんですよね。

宮沢　そうです。発症を抑えられるようになって、エイズ研究者はもうやることがなくなった。そのため、今、抗エイズ薬を飲んだときに腸内フローラがどう変わるかという研究をやっていたりするんです。腸内フローラが変わったら健康を害すると言っても、エイズ感染者ですよ。腸内フローラが変わることよりも、命のほうが大事でしょ。腸内フローラの遺伝子の網羅的解析をやれば、今は簡単にデータが出るからやっているんだと思いますが、もうエイズの研究としては本質的じゃない。だけど、いまだにウイルス学のトップはエイズ研究者が牛耳っているわけです。でも、これも10年ぐらいしたら消えると思います。

エイズの後はインフルエンザなどがあって今はコロナにザーッと人が流れているんですが、われわれは冷ややかに見ているわけです。コロナなんて2～3年で終わりますよ。しかも、病原性が低くなって、オミクロン株なんてやることなんてないんじゃないかと思うのですが、彼らは終わらせたくないんです。今、コロナバブルですから。一度、研究対象を移してしまうと、それをずっと続けたくなるわけです。そして、ずっとお金が下り続けてほしい。だから、コロナが怖いと言い募る研究者は、お金が欲しい〝煽り屋〟なんだと思っています。

鳥集　コロナが怖くないと困るわけですよね。なくなってしまうから。

宮沢　そうです。ウイルス研究者たちを見ていると、この人も、あの人もコロナに寝返ったと思うわけです。失礼な言い方かもしれませんが、にわかコロナ研究者がブワーッと雨後のたけのこのように湧いています。新型コロナなら大したことない論文でも『Nature』や『Science』に掲載される。コロナが怖い、ワクチンが素晴らしいと書けば、比較的簡単に載るわけです。それで彼らは昇進していく。早晩、コロナ研究者の昇進ラッシュが起こるでしょう。今もすでに起こりつつあります。

論文を掲載するにもお金が必要

鳥集　『Nature』や『Science』は基礎系の医学生物学専門誌です。臨床系では『The New England Journal of Medicine』『The Lancet』『BMJ（The British Medical Journal）』『JAMA（The Journal of the American Medical Association）』が有名です。

こうしたインパクトファクターの高い専門誌に論文が載ると、その研究者は業績評価がアップする。インパクトファクターとは、その専門誌に掲載された論文が何回、他の論文に引用されたかを数値化したもので、それが研究者の評価指標にも使われています。でも、インパクトファクターの高い雑誌といっても、スポンサーとなる製薬会社の資金にかなり依存していると言われていますよね。
宮沢 そうです。だからコロナを煽る記事が『Nature』に載るんじゃないですか。
鳥集 論文を載せるだけでもすごいお金がいるんですよね。
宮沢 『Nature』だと1本1万1390ドル（日本円で約153万円〈1ドル＝135円で計算〉。2022年7月11日現在）かかります。
鳥集 その論文掲載料も、製薬会社からお金をもらわないと出すのがなかなか難しいですよね。
宮沢 国からならば、大型予算をとらないと無理です。国からのお金がとれなければ企業からのお金に頼らざるを得ません。とにかく1回動き始めたらしばらく続きますよ。お金をもらっているところはバブル状態になっています。コロナバブルを終わらせたくない人もいるのです。
鳥集 それに、コロナは大したことがないとか、このワクチンは危ないといった研究は、政府や製薬会社に盾突くことになるわけですよね。そうすると、やはり研究費が下りにくくなるのでしょうか。

宮沢　そういうこともあります。インフルエンザでも煽るじゃないですか。高病原性鳥インフルエンザ[*13]が怖いと。でも、それほど脅威ではないということは専門家であれば知っているんです。良識ある専門家はそんなバカ騒ぎはやめましょうと言っています。しかし、一部の専門家は脅威ではないことを知っているのに黙ったまま。お金が何億と来ているわけですから。

鳥集　黙っていたほうが得なんですね。

宮沢　そうですね。得をしている人は絶対に流れを止めません。一部の勝ち組の専門家たちはコロナの本質を知っているのにお金が入るから黙っている。自分たちから終わらせないんです。そして、手下《てした》に煽らせる。煽った手下たちをどんどん出世させていくわけです。

＊13　高病原性鳥インフルエンザ……感染した鳥が高確率で死んでしまう毒性の強い鳥インフルエンザのこと。WHOの報告ではまれに人間にも感染するとされるが、日本では1例も存在しない（2022年7月現在）。

鳥集　ワクチン接種を推進した人たちもそうですが、コロナの不安を煽った人たちもどんどん出世している現実があるわけですね。

宮沢　あります。それに若い人たちも出世したい。なぜかというと、教授に出世しないと身分や収入が不安定だからです。

教授になれるなら魂も売る!?

鳥集　ポスドク（博士号を取った後に就く、期限付きの研究職）の人たちは大変らしいですね。期限付きで身分や収入が不安定なうえに、正規の研究職のポジションが少なくて争奪戦になる。

宮沢　准教授も5年が期限というところがあるので、教授に早く上がりたいんです。上がれるものなら上がりたいと思っているので、魂を売っていますよ。私はそれを全部非難することができない。やっぱり気持ちはわかります。結婚して子どもが生まれたりすれば、家族を養っていかないといけないですからね。今は本当に研究者たちの立場と収入が不安定なんですよ。

鳥集　せっかく努力して立派な学歴を手に入れたのに。

宮沢　本当は研究者として脂がのっている30代、40代に安心して研究に取り組めるようアカデミズムの構造を変えていかなくてはならないんです。でも、今は安心できない。研究資金をずっと獲得し続けなければいけないし、常にいい論文というか、要はインパクトファクターが高い専門誌への掲載を狙っていかなくてはいけない。そのために、時々すごく無理をしなくちゃいけないんです、論文を載せるために。極端に言えばぎりぎりのウソに近いこともやらなきゃいけない。もっと極端なことを言えば、ウソ論文でも上がってしまえば、もう勝ちなんです。はっきり言って、『Nature』に載った論文があとでウソとわかっても、教授に上がっちゃえばもう勝ちなんです。そういう人もいることは確かです。

鳥集　それがコロナ騒動が終わらない一つの要因になってしまっている。

宮沢　そう思いますね。本当だったら私みたいな人が他にも出てきて、「コロナ、バカ騒ぎしすぎですよ」と、どんどん言わなくてはいけない。

鳥集　本当ですよね。それこそ社会が専門家に期待する役割だと思います。

宮沢　私がこうして言えるのも、ハブ（村八分）にされているからですよ。学会から村八分にされて、コロナのおこぼれがもらえないから言えるのです。おこぼれをもらっちゃったら、言えませんよ。たとえば5年間で2000万円の研究費をもらったら、5年間は何も言えません。

鳥集　たとえば今、宮沢先生は准教授ですけど、どこかの大学の教授にしてやるから黙っとけ、みたいなことはないんですか。

宮沢　たまに言われます。「宮沢、バカだな」と。iPS細胞のときもそうでした。「iPS細胞は安全だと言い切れば、お前、研究費もとれるのに」と。でも、嫌なんです、そんなことを言うのは。捕まってしまうかもしれないから、嫌ですよ。それは私の生きてきた歴史を見てくださいと。ずっと不正と戦ってきたことが私の歴史なのに、寝返るというか、お金に目がくらむ、出世に目がくらむなどということは、私のポリシーとしてできません。

正義感はたいていの場合、悲惨な結果に終わる

鳥集　それはやはり、宮沢さんの恩師の影響があるのでしょうか。

宮沢　いや、それはないです。私が農水省と戦っている時、恩師から「宮沢は才能あるんだから、やめたほうがいい。お前はまだ若いし」と言われました。私にも、すごく才能のある教え子たちがいるんです。もし彼らが正義感を発揮して不正と戦い出したならば、私は「今はやめておけ」と言って止めると思います。

鳥集　宮沢先生の本（『ウイルス学者の責任』ＰＨＰ新書）を読むと、試薬会社の不正と戦ったり、裁判に協力したりしていますよね。そういうことは研究者としての出世という面から見ると一つの得にもならないですよね。

宮沢　マイナスです。マイナス以外の何ものでもないですよ。

鳥集　それでもやってしまう。言い方がいいのかどうかわからないですけども。

宮沢　妙な正義感が出てきてしまうんです。妙な正義感というのは、たいていの場合、悲惨な結果に終わるんですよ（笑）。

鳥集　今回も悲惨な結果に終わりそうな予感がしますか（笑）。

宮沢　いろいろと戦うのですが、過去には負けてしまい、しかも自分自身が経理で不正（正確には不適切経理）があったとされて研究費停止処分も受けている。私は不正に対しては戦うことが正義だと思っていたわけです。ですが、正義を振りかざすと、とんでもないことが起こるということを学びました。

鳥集　なんでそうなるのですか。根本の要因はなんなのでしょう。

宮沢　正直、わかりません。ただ、正義感を振りかざされると迷惑に思う人がいるのは事実でしょう。あとは悪を恨む心が、逆に自分に作用するのかもしれません。あまり憤らないほうがよいのでしょう。心の健康のためにも。

ガンマレトロウイルス不正隠蔽事件

宮沢　ＸＭＲＶ（異種指向性マウス白血病ウイルス）のときもそうでした。ものすごい論争が起きたのですが、最後は私たちが終止符を打ってしまったんです。

鳥集　ＸＭＲＶとは？

宮沢　私の本（『ウイルス学者の責任』）にも書いてあるのですが、ヒトの前立腺がんでXMRVというガンマレトロウイルスが見つかった。私は「やったー！　すごい」と思ったわけです。なぜなら、私たちは動物のレトロウイルスの研究をすごくやってきて、ネコの白血病や免疫不全を引き起こすネコ白血病ウイルスをはじめとするガンマレトロウイルスも得意としてきたからです。

それまで、ヒトにはガンマレトロウイルスは見つからなかった。みんなから「何をやっているの？」とか聞かれて、「ネコの白血病をやっています」と言っても動物のことなのであまりよく理解されなかった。ネコではすごく重要だからやっていたのですが。それが、ヒトでガンマレトロウイルスが出てきたならば、私たちがいきなりトップに行けるわけです。ついに出たと思いました。

鳥集　前立腺がんが実はガンマレトロウイルスが原因だったとなると、ヒトのことだから一気に注目を浴びるわけですね。

宮沢　そうです。「ついにわれわれの時代が来た」と思ったので参入しようと思ったのですが、前立腺のサンプルがなかなか手に入らず研究が進まなかった。そうこうしているうちに、今度はＮＩＨ（米国国立衛生研究所）傘下の関連組織である

NCI（米国国立がん研究所）とウィットモア・ピーターソン研究所（米国・ネバダ州）のグループが、XMRVが慢性疲労症候群の原因であると『Science』に論文を発表したのです。前立腺がん患者だけでなく健常人の血液からも低頻度ながらXMRVが検出されたと報告され、世界中で大騒ぎになりました。慢性疲労症候群は日本ではそれほど問題になっていませんが、世界ではすごく問題になっている。患者さんはだるくて動けなくて、本当に大変な病気です。

われわれもいざ、輸血用血液にXMRVが含まれていないかを調べようと思ったのですが、日赤からそれを調べることはダメだと言われた。もし検出されたらどうするんだと。間接的に免疫の状態を調べる抗体検査ならいいが、遺伝子を直接調べるDNAの検査はやめてくれと。抗体ならまだ言い逃れができるけれど、DNA検査で検出されたら言い逃れができないというわけです。結局、日赤の輸血用血液を調べる道が断たれたのですが、志の高い病院の人や大学の研究者、血液センターの人が数人集まって、前立腺がん患者、慢性疲労症候群の患者の血液を集めて調べたのです。ところが、陰性対照の検体が多数陽性になってしまうのです。何が原因なのかよりつっこんで調べてみると、なんと驚くべきことに、試薬にXMRVのRNAが混入していたことがわかったんです。

鳥集　そうでした。本に書いてありましたね。

宮沢　それを私たちが発見してしまった。これは事故だと。私たちはNCIに知らせたんです。するとNCIは、実は試薬にXMRVのRNAが混入していたことを2年前から知っていたというのです。つまり、事故であることを知っていながらずっと黙っていたわけです。世界中が大騒ぎしていたんですよ。ある国では、輸血が危ないとなって一部の献血も止まった。それなのに、彼らはその騒ぎを止めようとしなかった。何かに忖度していたのか、それとも自作自演で騒ぎをずっと起こしたかったのか、よくわからないんですが。

鳥集　試薬会社を守るということも。

宮沢　あったかもしれません。世界大手の試薬会社と私が喧嘩になった。すごく怖かったですよ。

鳥集　本に書いてありましたね。

宮沢　それを、私たちはヨーロッパのチームと一緒に暴いたんです。するとＮＣＩ内部から、もっと詳しい内情を暴いた研究結果が出てきた。えっ?と思ったのですが、その論文が『Science』に掲載された。悔しいなと思って……。私たちが暴いても『Science』には載らないのに、彼らの自作自演の種明かしをした論文は『Science』に載る。マッチポンプかよ、と思ったのですが、そういうことをやるわけです。そうすると急速にＸＭＲＶの研究がシューッと消えていった。ＸＭＲＶの研究をやっていた人たちは、焦りますよね。

いずれにせよ一度研究を始めたら、それが終わってしまうと困るわけです。コロナも今のうちなんです。ものすごいスピードで、低いレベルの論文も乱発されています。コロナが終わると困るから、出世するためにもとにかくこの騒動を続けたい。

鳥集　そうすると、煽るしかなくなるということなんですね。

宮沢　そうだと思うんですけどね、私は。

哲学なき科学は暴走する

鳥集　私たちが大学や研究機関に何を期待しているかというと、真実を追求する場であってほしいわけです。真実はお金や権力に対する忖度で歪められてはならない。それに40～50年前までは大学の自治が尊重されていて、研究や言論に対する国からの介入を許さないと、良心的な教授陣や学生たちが猛烈に反発していたわけじゃないですか。

宮沢　そうそう。

鳥集　学生運動が盛んだった1960年代、70年代はそれが常識だったんです。私たちが学生だった80年代も、キャンパスにはその雰囲気がまだ残っていました。

宮沢　そのとおりです。

鳥集　ですが、いつの間にかそれがなくなってしまった。

宮沢　不思議なんです。私たちは大学は、国が暴走したときの最後の砦であると学びました。それに、産学連携や産官学連携も嫌がっていたんです。お金や権力で大学の自治を奪うのかと。ところがMIT（マサチューセッツ工科大学）など米国の大学が産官学連携を始めて、企業と政府と大学が連携することは素晴らしいという考えが広がった。

鳥集　今ではもう大学で産官学連携をおかしいなんて言う人は、一人もいなくなったんじゃないですか。

宮沢　いないですよ。私は1984年に大学に入ったんですが、当時は「科学には哲学が必要だ」と多くの人は言っていたんですよ。

鳥集　私も今回のコロナ騒ぎで、いかに科学に哲学や倫理学が必要か痛感しました。人間や社会に対する理解の浅い理系の研究者だけに任せていたら、トンデモないことになるのが、今回、よくわかったのではないでしょうか。

宮沢　倫理もなくなってしまった。ぶっ飛んじゃったんですよ。

鳥集　今回のmRNAワクチンもそうです。集団免疫を達成するために、7割とか8割の人が打たなくてはいけないと言われました。そのために、同調圧力やパワハラのようなことをして、実質的に接種を強要したわけじゃないですか。とくに公衆衛生を重視する人たちは、とにかく「つべこべ言わずにどんどん打て」と言うわけです。
しかし、それには非常に大きな問題があります。もしワクチンが有効で、公衆衛生のために必要だったとしても、嫌がる人にまで体に異物を入れることが許されるのでしょうか。それを拒否する人に不利益を被らせたり、非難するようなことをしていいのでしょうか。社会の成員全員に何かをするよう求める公衆衛生は、全体主義との親和性が非常に強いわけです。だからこそ、哲学、倫理学、宗教学、法学、歴史学、社会学、経済学といった人文科学系の人たちを含めて、深い深い議論を経たうえで、本当にこれが妥当なことなのか、多くの人が納得する結論を出さなくてはならないと思います。

宮沢　そうです。そのとおりだと思います。

鳥集　コロナの感染対策、ワクチン接種には、そのプロセスがまったくありません。しかも、人権を守る砦であるはずの法律学者も含めて、人文科学者たちは今回のワクチンに関してほとんど何も言わない。何なんでしょうか、これは。

宮沢　こんな新しいテクノロジーの人体実験のようなことを、一気にやっていいのですかと問わなくてはいけない。そもそも今回のコロナ騒動ですが、敵はコロナウイルスだけじゃない。政治、メガファーマ、マスコミ、社会構造など、いろいろな要因が複合的に関係しているわけです。それなのに、私が鳥集さんと対談すると、「なんで宮沢は医者と議論をしないんだ」と言ってくる人がいるわけです。問題は医学だけでは済まないんですよ。

鳥集　このコロナ騒ぎは、全体主義と戦っているんだと私は思っています。

宮沢　そうそう。いろんなものの複合でこんな変なことが起こっているので、実は医学の問題だけじゃないんだよと私は言いたいのです。宗教の問題も入ってきますから、私は宗教人ともお話ししたい。われわれの死生観はどうなったのかと。

鳥集　おっしゃるとおりだと思います。

第三章　マスコミの大罪

「ワクチンの話はしないでください」

鳥集　宮沢先生とマスコミの問題についても話したいと思います。テレビに出演するとき、「これは言うな」「あれは言うな」と事前に言ってくる番組があるとシンポジウム[*1]でお話しされていましたよね。

宮沢　そうですね。「ワクチンの話はしないでください」と、あからさまに言われたことがあります。あるいは「子どもの接種についての反対意見は言ってもいいですが、妊婦へのワクチンの話は絶対にしないでください」「3回目接種は絶対にダメと言わないでください」と言われたこともあります。

鳥集　そう言われたら、そのとおりにするか、テレビ出演を断るしかないです。

宮沢　そういうことです。最初の頃は本当に難しくて、ワクチンについてどう思われますかと聞かれると、「私はコンセプトに納得していません」と答えていたんです。「私だったら、もっといいワクチンをつくります」と発言すると、みなさん「えー！」と驚くわけですよ。

スパイクたんぱくを狙うのだったら、血中のＩｇＧ抗体はＡＤＥ（抗体依存性感染増強）を起こして悪さをするおそれがあるから、粘膜のＩｇＡ抗体を誘導しないとダメ。だとしたら経鼻ワクチンですよね、とか。あるいは、ｍＲＮＡワクチンをつくるならスパイクたんぱくを狙わずに、理論的にＡＤＥを起こさないＮたんぱく（ウイルスのゲノムＲＮＡを取り囲むたんぱく質）やポリメラーゼ（ウイルスのＲＮＡ複製に必要な酵素）を狙います、とか。そんな話をするんですが。

鳥集　テレビの人に、そのような話が通じていると思いますか？

宮沢　通じていないですよね、おそらく。だから私は、「このワクチンに納得していません」「コンセプトが間違っていると思います」などと言って、はぐらかしていたんです。本当は、「このワクチンは、駄目だ」とはっきり言いたかったのですが、当時はそういう雰囲気ではなかったんです。

＊1　シンポジウム……2021年から、鳥集氏も発起人の一人を務める「コロナ前の暮らしを取り戻そう！市民の会」がシンポジウムを主催。医師、識者、弁護士などを呼んで、コロナの感染対策やワクチンの問題についてディスカッションを行っている。宮沢氏もパネリストとして参加。

鳥集　たしかに、まだワクチンの被害が顕在化していない段階では、そういうことは言いにくいですよね。

宮沢　ギリギリで私は抵抗したんです。番組で何か聞かれると、「リスクとベネフィットを考えたら、おのずと答えは出ますよね」と、一所懸命に遠回しで言っていました。リスクが低い人は接種しなくていいでしょうという意味でしたが、伝わりませんでした。

鳥集　私も2021年の夏頃、ある放送局のディレクターから、ぜひ番組に出てほしいと言われたんです。どういう内容かというと、「若者の接種率がまだ上がってないから、若者に打ってもらうためにはどうすればいいかという話をしてほしい」と。私が、「いやいや、厚生労働省の副反応報告の数字を見ると、20代はワクチン接種後に死亡したと報告された件数が、このまま接種が進んだらワクチン感染死と同数くらいになりそうなペースで増えていますよ。ベネフィットがリスクを上回っているとは、とてもじゃないが言えない状況なのに、若者に打ちましょうという話はおかしい」と言うと、「いったん、保留にさせてください」とディレクターが電話を切ったんです。

しばらくして電話がかかってきて、「今回の出演の話はなかったことに」と言われました。しばらくして放送された番組を見たら、別の医療ジャーナリストが出演していて、その番組のストーリーに合うような話をしていた。初めから台本どおりに発言するよう決まっているんですよね。

宮沢　そうそう。

政府の情報を垂れ流しているだけ

鳥集　テレビや新聞がワクチン推進に加担した要因のひとつに、製薬会社が大きなスポンサーになっていることがあるかもしれません。ＨＰＶワクチン（子宮頸がんワクチン）のときは、かなりあからさまでした。子宮頸がんワクチンのメーカーは、専門家にワクチンの有用性を語らせる広告を全国紙に何度も出していました。また、専門家からなるワクチン推進団体に巨額の資金提供をしていることも情報公開によって明らかになりました。

今回のコロナワクチンも、テレビには感染予防やワクチン関連の政府広報がバンバン流れています。新聞には感染症専門医である忽那賢志《くつなさとし》医師（大阪大学大学院医学系研究科感染制御学教授）がワクチン接種を勧める政府広報やファイザーの広告にも起用されていました。ただし、それ以外にファイザーのCM出稿が増えたということはありませんし、接種推進の旗振り役となった医師や団体に資金が提供されているのかどうかもわかりません。もしかしたら、広告代理店などを迂回して、表からは見えないお金が流れているのかもしれないですが、うまくつかめないんです。でも、マスコミには何か不透明な力が働いているような気がしてなりません。

拙著『医療ムラの不都合な真実』にも書きましたが、ワクチン後遺症の映画[*2]も、各地で草の根の上映会が開かれたわけじゃないですか。事務局によると、2022年6月までに全国60カ所で上映会が開催されたそうです。宮沢先生もいろんなところに呼ばれて講演に行かれていましたが、このワクチンにおかしいと声を上げる人たちの活動は、私たちから見ると一つの大きなムーブメントになったと思うんです。

このように、たくさんの市民がコロナワクチンの問題を知ってほしいと動いているのに、大手のテレビ局や新聞社はまったく取材に来ないですよね。宮沢先生のところには、大手メディアの取材は来ましたか？

宮沢　サンテレビ[*3]ぐらいです。

鳥集　いつもだったら、読売新聞や朝日新聞が取り上げてくれてよさそうなテーマなのに、全然、取材に来ない。そのこと自体が大きな問題だと思っています。宮沢先生も「そこまで言って委員会NP」（読売テレビ系）に出演された時に、このワクチンのことを怒っていたじゃないですか。私も先生のおっしゃるとおりだと思いますよ。

＊2　ワクチン後遺症の映画……『記録映像 ワクチン後遺症』のこと。2021年12月25日にグランキューブ大阪で約1000人の市民が集まり開催されたシンポジウム「新型コロナワクチンを考える」の記録映像。宮沢氏、鳥集氏、長尾和宏医師、弁護士で元国会議員の青山まさゆき氏、泉大津市長の南出賢一氏などが出演している。

＊3　サンテレビ……兵庫県を放送対象地域としたテレビ局。ワクチン後遺症などコロナワクチンについて積極的に取材、情報発信している。

宮沢　あの時は番組で「子どもにワクチン打て」「心疾患があっても打て」という内容のＶＴＲが流れた。そんなバカな！となるわけです。ＶＴＲを読売テレビが制作して、スタジオでは私の隣の席に読売新聞の論説委員がいるわけです。それは怒りますよ。その論説委員が、「私は小さな頃から、ジャーナリストになりたかった」と宣《のたま》う。はぁ？　と思いましたね。それがジャーナリストなのかと。ただ政府からの情報を垂れ流しているだけじゃないかと。

鳥集　本当そうですよね。

宮沢　そんなのはジャーナリストじゃないです。今、新聞は、どれも記者クラブの情報の垂れ流しじゃないですか。

子宮頸がんワクチン推進派とメディアの遺恨

鳥集　子宮頸がんワクチンのときに、朝日新聞をはじめとするメディアが副反応の問題を大きく取り上げたために、厚労省が積極的な接種勧奨を一時中止してしまった。そのために救える命が救えなくなった、日本をワクチン後進国にしたマスコミの責任は重大だという論調が医療界の中にあって、各マスコミの幹部や記者たちは、ワクチン推進派医師たちに抗議を受けたのです。

そして、ワクチン接種後に起こる有害事象は、必ずしも因果関係があるとは限らない。ワクチンを打ったあとに交通事故に遭っても、有害事象として報告される。それをあたかもワクチンと関連があるかのように取り上げるのは非科学的であり、ワクチン行政を止めることになるからやめろと、相当にねじ込まれているはずなんです。

宮沢 そのことが今回の伏線になっていると思います。たしかに、ワクチン接種後の有害事象についての科学的な因果関係は証明されていないという彼らの言い分もわかるんですが、今回のコロナワクチンでも、ワクチン後遺症としか思えない健康被害を受けている人が明らかにいるわけです。接種する前は健康だったのに、接種後にワクチンと関連があるとしか思えない症状で、寝たきりになった人もいます。それなのに、医師からは心の問題にされてしまったりする。

鳥集 そうなんです。それは子宮頸がんワクチンのときも同じだったんです。立てなくなった人やけいれんを起こした人を「クララ症候群」[*4]だと言って、精神的な病だと決めつける。もちろん、そのような人が絶対にいないとは言えませんが、全員が100%精神的な問題だと断定することなどできないはずです。

今回も、ワクチン接種後に健康を害して病院に行くと、医師から「精神的な問題ではないか」と言われた人がたくさんいます。「検査で異常が見つからないから」「ワクチン後遺症のエビデンスはないから」などの理由でそう言われたとのことですが、これまでmRNAワクチンの後遺症などなかったわけですから、わからないことが多いのは当然ではないですか。それに、胸が痛い、呼吸が苦しい、体がしんどい、まともに歩けない、頭痛やブレインフォグが治らないといった苦しい状態が半年、1年と続けば、誰だって心を病むと思います。

宮沢　子宮頸がんワクチンは従来使われている組換えたんぱくワクチンですから、わかっていることも多いですし、アジュバントが問題を起こした可能性も考えられます。ですが、今回のコロナワクチンは新規技術ですよ。だから、なおさら何が起こるかわからないのです。それなのに、マスコミがワクチンの不安を煽るような報道をすると接種が進まないから有害事象を報道してはいけないなんて、私はそんなことを言うべきではないと思う。

鳥集　それはマスコミの使命ですからね。国民の健康や命を損なうような問題が起こっているのではないかということを知らせて、政府や医学界に調査をさせるのが、社会の木鐸《ぼくたく》としてのマスコミの使命であって、それを躊躇してはいけないはずなんです。

宮沢　たくさんの情報や意見を集めて報道し、最終的には各人が接種するかどうかの判断をしたらいいのでしょうけれど、今回は完全に都合が悪い情報を抹殺しようとしていたじゃないですか。

鳥集　もし、コロナワクチンに関する不都合な情報を一方的に流すのがダメだとい

＊4　クララ症候群……精神的な問題によって、声が出ない、立てない、歩けないといった症状が生じていると思われる状態のこと。アニメ『アルプスの少女ハイジ』で、クララという少女が本当は歩けるものの、歩けないはずだと思い込み、車いすで生活している姿に由来する。

うのなら、ワクチン推進派の権威と宮沢先生が対談するのを、そのまま流してもいいですよね。

宮沢　ある免疫学の先生とお話ししたのですが、彼はこのワクチンで不具合が起こるかもしれないと認識していました。しかし「エビデンス出るまで黙るべき」と私におっしゃるのです

鳥集　ですが、エビデンスが出る、つまり因果関係を認める論文が出るまで黙っていたら、どんどん被害が積み重なる可能性もあります。

宮沢　そうなんですよ。それは今回のワクチンに関しては無謀ですよ、とお話ししました。しかも、因果関係が証明されるまでダメとなったら、もしかしたら10年ぐらいかかるかもしれないわけです。それなのに、それまで発言してはダメとおっしゃった。とんでもないことです。

鳥集　その免疫学の先生も本当はわかってるんですよね。

宮沢　そうです。彼は知っているんですよ。「そうかもしれない」と。「でも、データが出ていないのだから、今は黙っていろ」と言うわけです。驚きましたね。

国はなぜワクチン接種者の追跡調査をしないのか

鳥集　ワクチン接種後の有害事象に関する因果関係も、本当は「前向き調査」をしないとわからないです。つまり、接種者と非接種者を最初に登録して、一定期間後にコロナの陽性率、病気発生率、死亡率などに違いが出るかどうかを両者で比較する必要があります。しかも、接種者と非接種者の属性（性、年齢、職業、健康状態等々）を偏りのないようにマッチングしないと科学的にフェアな調査にはなりません。

今、国内でやっているのは、コロナ陽性になったと報告された人に、過去にワクチンを何回接種したかどうかを尋ねて、接種歴（2回接種、3回接種、未接種）別にコロナ陽性率や重症化率、死亡率などを算出する方法です。しかし、これだとコロナ陽性になった人のことしかわかりません。ワクチンの害で病気になった人や死亡した人がいたとしても、この方法では浮かび上がってきません。

過去にさかのぼって原因となり得る事象を調べる方法を「後ろ向き調査」というのですが、この「後ろ向き調査」だと、原因と結果の時系列が逆になるので因果関係がわからないのです。接種した人のほうが、症状があっても受診しないといった、結果を歪めてしまう要素（交絡因子）もあり、科学的な信頼性は高くありません。しかも今回、このコロナ陽性者の登録システム（ＨＥＲ‐ＳＹＳ）で、本当は接種した人が含まれているはずの接種歴未記入者を「未接種」に登録し、未接種者の陽性率が水増しされたデータを公表していた問題も発覚しました。

ですから本来は、ワクチンの真の安全性や有効性を評価しようと思うなら、厚労省が中心となって前向きな調査ができる登録制度をつくるか、戸籍台帳と接種歴をリンクさせて接種者と非接種者の死亡率を比較するような調査を行うべきなんです。

宮沢　そのとおりです。

鳥集　国が本気になったらできるはずですよね。でも、やらない。子宮頸がんワクチンのときもそうでした。なぜやらないのかと言えば、私はわざとやらないのだと思っています。ワクチンと有害事象の因果関係を曖昧なままにしていたほうが、ワクチンのせいなのかどうか永遠にわからないため、政府や医学界にとっても、そして製薬会社にとっても得なんです。それに因果関係を曖昧なままにしておけば、マスコミも有害事象のことを、自信をもって報じることができない。それも非常に問題だと思います。

「権威」にすがる医療メディア

鳥集　『医療ムラの不都合な真実』にも書きましたが、マスコミの人たちは結局、大学教授など医学的権威のある人のコメントがあると安心なんです。自分で考える能力がないので、もしクレームが来ても「大学の先生がそう言っている」と、言い返すことができるからです。宮沢先生は「京都大学准教授」という肩書があるので、マスコミの人たちも話を聞いてくれるのだと思います。

ですが、権威のある大学教授だからといって、すべて正しいことを話しているとは限りませんよね。たとえばノーベル医学・生理学賞を受賞した京大の山中伸弥教授が、なぜかコロナについて情報発信を始めました。コロナワクチンについて動画で「発熱などの副反応が多くの人で起こりますが、数日で必ず治ります」と話しています（「【京都市公式】正しく知ろうワクチン接種～若い世代の皆様へ～」

YouTube２０２１年9月28日投稿）。「数日で必ず治ります」と断定してしまうのは、明らかに間違っていますよね。ノーベル賞を取ったからといって、なんにでも詳しくて、正しいことを言うとは限らないのに、マスコミはそのような人の話を鵜呑みにしてしまう。

宮沢　私が准教授でいるのは、微妙にいい立ち位置なんでしょうかね。これが地方大学の教授だとダメだったのかもしれません。京大の准教授というのは、絶妙なポジションなんだろうなと思っています（笑）。

鳥集　手術のやりすぎや抗がん剤の使いすぎなど、現代のがん医療に疑義を呈した近藤誠氏[*5]は慶應義塾大学医学部放射線科の「講師」止まりでした。その前には、医薬品の薬効の科学的評価や薬害問題に取り組んだ高橋晄正氏[*6]も東京大学医学部物療内科の「講師」止まりでした。そのため、医学界に盾突く人はみんな「講師止まり」という説が私の中であるのですが、それに比べると宮沢先生はちょっと出世しています。

宮沢　私も教授にはなりたいですよ。研究面で今よりもやりたいことがもっとできるようになりますから。でも、いつも権力に盾突いて吠えているでしょ。だからこうなってしまったのかもしれませんね（笑）。

鳥集　話をもとに戻すと、マスコミの人たちも少しずつ、このコロナワクチンがヤバいことに気づき始めているのではないかと思うんです。ツイッターを見るとワクチン後遺症を訴える人が多くて、2回目、3回目を打ったあとにすごく調子が悪くなったという人がマスコミ関係者のなかにもいるはずだと思います。

＊5　近藤誠氏……医師、元慶應義塾大学医学部専任講師。1988年『文藝春秋』誌上で乳がんの乳房温存療法を日本で最初に提唱した。日本の医療界で主流となっていた拡大手術、過剰な抗がん剤によるがん治療に批判的だったためか、1983年の専任講師就任から2014年の定年退職まで講師のままであった。現在、「近藤誠がん研究所」所長。

＊6　高橋晄正氏……医師。滋養強壮の触れ込みで売られている保健薬の効果に疑問を持ち、薬効検定の重要性を国に訴えた。そのほか睡眠薬のサリドマイドによる胎児への影響、整腸剤キノホルムによる神経障害などの薬害問題にも取り組んだ。1959年から東大講師を20年間務めた後に和光大学、大阪市立大学の講師となる。2004年、死去。

宮沢　3回目接種後にひどい目に遭った人は多いですよ。それを見聞きすれば、もっとひどい人もいるだろうと想像ができるはずです。もうワクチン後遺症はウソだなどと、誰も思っていないと思いますよ。

「謝れない病」を治療すべき

鳥集　テレビや全国紙の人たちがワクチン後遺症について堂々と報道することができない理由のひとつは、「謝ったら死ぬ病」もあると思うのです。私が週刊誌に記事を書いていた時もそうですが、いかに訂正記事を出さないかというリスクヘッジが、プロのマスコミ人としての私たちの重要な仕事のひとつですから。

宮沢　研究者もそうですよ。もし間違いが発覚したとしても、当時の政府やどこそこの教授が言っていたからと、全部の責任をなすりつける。ウソ論文にしても論文として医学誌に掲載されていたから信じたんだというわけです。

鳥集　マスコミもそうです。たとえば、ワクチンに疑問を呈する記事を書いて、推進派の医師から編集部に「あの記事は間違っている。謝罪するべきだ」とねじ込まれたら、編集部はそこまで知識がないから反論できない。だから権威に従うんです。「いえ、でも○○大学の教授が言っていますから」と、責任を転嫁したほうが楽なんです。

それに訂正を出そうものなら、記事を書いた人間や、それを通したデスク（副編集長）や編集長は下手をすると、そこで出世の道が閉ざされてしまう可能性もあります。いわくつきの記者として、記事を書かせないために、閑職に追いやられることもある。だから、自分たちが報道してきたことで、大変なことが起こっていると気づいても謝ることができない、謝りたくないという心理が、めちゃめちゃにあると思います。

宮沢　だから、黙っている人が多くなった。

鳥集　マスコミの人はもちろん、医師や研究者も、「コロナを終息させるためにもワクチンを」と接種を勧めた覚えのある人は、まずは謝ってから再スタートしてほしいですよね。

宮沢　そうですよ。私は感染拡大当初から、ゼロコロナは無理だとずっと言っていました。ワクチンで集団免疫が達成できると言っていた人も、みんな学会やテレビからいなくなってほしいと思っています。そうすると、私ぐらいしか残らないと思うのですが。

鳥集　ゼロコロナ論者は徹底的にPCR検査をしてどんどん隔離していけば、ゼロコロナになると言っていました。ですが、そんなことは現実社会を考えたら無理じゃないですか。コロナ対策が生ぬるいと政府を責め続けた野党もそうですが、ゼロコロナを言っていた人たちは、まず謝ってほしい。

宮沢　間違っていた先生は、とりあえず謝ってくれないかなあ……。

鳥集　謝ってくれないでしょうね。謝ったら死ぬんですよ。「実は知らなかったんです、ごめんなさい」と言えない病にかかっているんですから。

宮沢　そうかもしれませんね。権威ある医学部教授や名誉教授が世間や医学界に与える影響は大きかった。私に言わせると、驚くほど無知と言わざるを得なかったのですが。たしかに、ご自身の専門については詳しいかもしれません。しかし、ウイルスのことはあまりご存じでなかった。変異のことも考慮に入れていなかったんです。それを考えると、完全な感染防御などできるはずないんです。発症予防効果95%というファイザーの論文が出てきたときも、まずは疑うべきです。出来すぎなのではないかと。ほとんどの教授がそれを疑わずに信じてしまったことに、ものすごく衝撃を受けました。

論文の「批判的吟味」の必要性

鳥集　EBM（科学的根拠に基づく医療）の専門家と呼ばれる人たちもそうです。あの95%の論文については、「PCR陽性となった人だけを発症者としている。症状のあった人を発症者に含めると、ワクチンの発症予防効果はもっと低い」という指摘を、有力な医学専門誌である『BMJ（英国医師会雑誌）』の副編集長が、かなり早い段階でしていました。しかし、他のEBMの専門家から「これはおかしい」という声がほとんど上がってこなかった。製薬会社がかかわっている出来すぎの論文こそ、厳しく批判的吟味をするべきなのに、むしろワクチンが出てきたことを喜んだ人が多かったと思います。

宮沢　あの95%の論文を一所懸命読みましたが、ものすごくたくさんの疑問が出てくるわけです。あそこに書いてあることだけじゃ足りないんです。執筆者を直接呼び出して、ここはどういうこと？　ここは？　ここはどうなの？　と聞きたいくらいです。

アカゲザルでｍＲＮＡワクチンの効果を確かめた論文もそうですが、ウイルスに感染させる時に管みたいなものを気管に通して、肺胞の奥のほうに大量のウイルスの液を垂らし込んだと書いてあります。サルにシュッシュッと吹き付けるのは難しいから、管を使って垂らし込んだのでしょう。しかし、全部の肺胞に本当に垂らし込めたのでしょうか。そんなに簡単に管やウイルス液が肺胞に届くのだろうかと思うわけです。

それから、ワクチンを接種しなかったサルではＰＣＲでウイルスを検出できたが、接種したサルではウイルスが検出できなかったと書いてあります。これも本当だろうかと思うわけです。なぜかというと、われわれが実験をするとき、たとえば試験管の細胞にウイルスを10の８乗個（１億個）入れたとします。ウイルスの個数はＰ

CRで確定します。その後、2〜3日経って調べてみるとウイルスは10の6乗個（100万個）とか5乗個（10万個）検出できるわけですが、それが入れたウイルスなのか、細胞に感染して増殖したウイルスなのか、実はわからないんです。

それではどうするのかというと、細胞を徹底的に洗うんです。試験管にウイルスと細胞を入れてウイルスを細胞に吸着させます。だいたい37℃で90分ほどです。その間にウイルスは細胞にくっついて、細胞の中に入っていきます。それから、接種したウイルス液を取り除いて、緩衝液で洗うんです。

まずウイルス液を吸い出して、細胞を残します。そして、緩衝液を入れます。もう1回吸い出します。また緩衝液入れます。そして、もう1回吸い出します。また緩衝液を入れます。3回も繰り返したら、ウイルスもなくなりそうじゃないですか。ですが、10の2乗個ぐらいのウイルスは残るんです。これをレジデュアル（residual）と言います。日本語でいうと「残存」です。つまり、いくら洗ってもウイルスは消えないのです。

だから、ワクチンを接種したサルには、ウイルスの残存はなかったのかと不思議に思うわけです。それに、ワクチンを接種しなかったサルのほうでウイルスが検出できたとしても、それが垂らして入れたウイルスの残存なのか、細胞に感染して増殖したウイルスなのか区別しなくてはいけないですよね。それをどんな方法で行ったんだろうと不思議に思うのですが、実験方法のところを読んでみても、詳しいことがわかりませんでした。

それから、論文に肺の組織の写真が載っているのですが、ワクチンを打たなかったサルは感染している、打ったサルは感染していないと書いてある。でも、本当にウイルスを入れた肺胞の切片の写真なんですか？　恣意的に調べる肺胞を選んでいませんか？　ワクチンを打ったサルでは、ウイルスを入れなかった肺胞の切片を使っているんじゃないですか？　という疑念も出てくるのです。

もう、疑い出したらきりがないわけです。この論文の著者は絶対にウソをつかないというのなら信頼できるのですが、あの論文を読んで全部信用するというのは難しいです。データを恣意的に選ぶことなんて、いくらでも可能です。われわれ研究者はそんなふうに論文を読んでしまうんですよ、いつも。

鳥集　それが正しい論文の読み方だと思います。

宮沢　私たちは、いつも自分が実験しているつもりで論文を読むわけです。ですが、サルの感染実験の論文は一所懸命読んでも、わからないところがありました。どうやったの？　と著者たちに聞きたくなる内容です。恣意的ではないにせよ、わからないことがたくさんありました。私が審査員なら、納得するまで追加で説明を求めます。

なぜ「有効率95％」という数字を疑わないのか？

鳥集　別のワクチンも含めて、信頼していい論文はあるのですか？

宮沢　ワクチン系の論文というのは、細かなことを書いてないことがある。特許の絡みもあるのだと思います。あまりに内容がひどい論文があると、私たちは編集者（エディター）に抗議します。おかしいでしょう、間違っていますよ、と。ですが、もうエディターとワクチン会社がくっついてしまっている。昔だったら、誌上で意見を戦わせられるのでしょうが、今はそのような雑誌はほとんどありません。結局は平行線で、その論文は歴史に残ります。わかっている人にはわかるのでしょうけれど、わからない人が読んだらそれを「真実」だと思ってしまう。お金が絡むとウソが横行することもある。

鳥集 有効率95%の論文も、著者の中にファイザーの人たちが大勢入っています。

宮沢 発症予防効果が70%だったならば、多くの研究者が「70%ぐらいだったら、かなりいいよね」と納得したと思います。70%でも〝盛っている〟と私は思いますが。でも、95%ですよ。「ご冗談を！」「そんなわけないでしょ！」と思いました。それに、ワクチンを打って2週間経たないと接種とみなさないとか、試験を早々に打ち切るとか、いろいろ疑問がありますよね。

鳥集 あの論文は、被験者の追跡期間が3カ月ぐらいしかないんです。

宮沢 私たちは、そういう「手口」をたくさん知っています。獣医師向けのワクチンパンフレットでも、ワクチンを打っていない場合だとウイルスが増えますが、打てばウイルス感染が抑えられますと読みとれるグラフが掲載されていて、多くの人は「効いている」と思うわけです。しかし、パンフレットには「感染防御効果を保証するものではありません」と書いてある。それを見ても、「グラフを見たら感染防御できている」と思いますよね。それで、治験した大学に行って生データを見せてもらったことがあります。

鳥集 グラフの都合のいいところだけ切り取って見せている。

宮沢 そういうことがあるんです。感染防御効果を保証するものではありませんと注意書きをしているから、ウソじゃないんです。しかし、途中まではいい結果が出ているように見えても、最後まできっちり見るとワクチン効果が「ゼロ」になっていたりするわけです。製薬会社はそういうことをやるんですよ。

鳥集 わかります。企業ですから自社製品に不利な見せ方はしないですよね。

宮沢 ですから、われわれが論文を読むときは、非常識な結果が出ているものほど疑うわけです。

鳥集 よすぎるだろうと。

宮沢 ちょっとやりすぎでしょう、と思うわけです。ｍＲＮＡワクチンも新規技術ですから、本当なんですか、本当にそんなことあるんですか、という視点で読みます。すると、いくら読んでもトリック的な部分やいろいろわからないところが出てきて、にわかには信じられないな、となるんです。

鳥集　そのような声が、医学界の主流を占める人たちから、一つも出てこないことに私は呆れているんです。

宮沢　権威ある名誉教授が、あの論文を見てｍＲＮＡワクチンに関する考えを変えたそうです。「ウソでしょう？　普通は疑うでしょ？」と思うのですが。「先生、よほど幸せな研究人生を過ごされてきたんですね」と、なりますよ。私たちは医学論文をそう簡単には信じません。他の理系の領域では論文でウソをつく人は少ないんですが、医学系は巨額のお金が絡むので、ウソが横行しがちなのです。

鳥集　すごくわかります。

宮沢　それでものすごく痛い目にも遭っているわけです。Ｃ型肝炎でもエイズでも、もうウソみたいな論文がたくさん出てきて、私たちはそれで散々迷惑してきました。アメリカでは権力を握り実験している一部の人たちが、あらゆる反対勢力を抑え込んで自分たちの学説を立ててくるわけです。それに私たちはとても苦しんできた。

その先生にはそういう経験がないんですか？　と。

科学というのは事実に基づくものだという思いを抱いて私は大学生になりました。しかし、現実は権力闘争に明け暮れ、ウソがまかり通る世界でした。最近はそれがより一層激しくなっているように思います。

鳥集　コロナ騒ぎが始まって、私もそれを強く感じています。

税金に群がるワルたちは野放し

宮沢　今回のコロナ騒動は、医生物学の研究者にとって非常事態、緊急事態なわけです。東日本大震災のときも私はすごく怒りました。国は復興関連予算を何兆円も付けましたよね。それはいいのですが、どこにどうそのお金が流れたのかと。たとえば地震とは関係のない地方大学のカフェテラスの改修や、沖縄の農道の整備など、そういうところにまで復興関連予算は使われていたわけです。
それのどこが復興なんだと思いますよね。結局、予算を付け替えただけだったんです。当時、私のところにも電話が来ました。「宮沢さん、今ね、福島でワクチン会社をつくるとか適当にでっち上げたらめちゃくちゃお金、付きますよ」と。もちろん、「そんなことに加担するわけにいかない」と電話を切るのですが、そういうやつらがめちゃくちゃ湧いていたわけです、当時。それを追及するマスコミもいなかったように思います。国から資料が出ているのに、どこも追及しなかった。野党も。

鳥集　ひどいですよね。

宮沢　おかしいですよ。野党も国から証拠が出ているのに追及しなかった。彼らも復興利権とつながっているのか？　と疑ってしまいます。今回も12兆円のコロナ関連の予備費に、ウジ虫どもがわんさか湧いているんですよ。それも追及しないつもりでしょうか。

鳥集　日経新聞が、政府が国会に報告したコロナ関連予備費12兆円のうち9割の使途が不明確と報じていました（2022年4月23日付）。そのなかには、コロナ感染拡大に伴う医療ひっ迫対策で病院に支払われる空床補償のお金が含まれていますが、患者を積極的に受け入れず半分も病床が埋まっていないのに多額の補償費だけ受け取っている、あるいは軽症患者や中等症患者を重症病床やICU（集中治療室）に入れてより高額な補償費を受け取っているといった告発がされています。そのおかげで、赤字だった公的病院の多くが黒字に転換したとも報じられています。

また、ワクチンについても購入単価が不明なうえ、なぜか政府はすでに全国民に7回も打てる量の購入契約を結んでしまっています。にもかかわらず、キャンセルできるかどうかも不明です。政府は「企業との秘密保持契約の関係で公表できない」としています。しかし、つらい副反応を我慢してワクチンを打ってもコロナは終わらないことに気づいた国民が、これから何回もこのワクチンを打つのでしょうか。多くのワクチンが無駄になるだろうことは目に見えています。

これほど巨額の税金が不可解な使われ方をしているのに、野党も大手マスコミも目立った追及はしませんよね。

宮沢　そうなんですよ。野党も大手マスコミも何をやっているんだと。

鳥集　自分たちも甘い汁を吸っているんじゃないかと思ってしまいます。

世界はサイコパスが動かしている!?

宮沢　それにしても、なぜみんなファイザーを信仰するのでしょうか？　なぜみんな文句を言わないのでしょうか？

鳥集　ファイザー社は、実は過去にさまざまな問題を起こしています。たとえば、1996年、ナイジェリアのカノ州で行われた髄膜炎の治療薬「トロバン」の臨床試験で11人の子どもが死亡し、他にも多くの子どもに難聴、麻痺、失明、脳障害などの後遺症が発生しました。

ファイザー側は現地保健当局から承認を得ており、死亡と薬剤投与に因果関係はないと主張しましたが、のちに臨床試験を承認したとされた病院には倫理委員会が存在せず、文書も偽造されたものであることが発覚。結局、ファイザー側が7500万ドルの損害賠償をカノ州政府に支払っています（ジャーナリスト・村上和巳「米ファイザーによるナイジェリアでの裏工作　ウィキリークスに掲載」ミクスOnline 2010年12月22日付）。

また、抗てんかん薬ニューロンチンの適応外使用を促進するため、著名な医師に名義を借りて、信頼に足らないデータをもとにゴーストライターに12編もの論文を書かせていたことが発覚した事件もあります。ニューロンチンは大ヒット薬となりましたが、内部告発を受けたファイザーは違法マーケティング活動の罪を認め、刑事・民事事件の解決金として4億3000万ドルを支払っています（マーシャ・エンジェル著、栗原千絵子・斉尾武郎共監訳『ビッグ・ファーマ』篠原出版新社）。

他にも、さまざまな医薬品で違法マーケティングがあったとしてファイザー社は何度も巨額の和解金や賠償金を支払っています。

宮沢　過去にそういうことがあったにもかかわらず、あの会社は反省していないのでしょうか。私が社員だったら会社を辞めていますね。あのワクチンをどうして社員は止められなかったのか？　まあでも、実際にはその立場にならないとわかりませんが。

鳥集　元MR（医薬情報担当者。製薬会社の実質上の営業社員）さんや現役のMRさんに聞くと、まともな神経の人はみんな辞めていくというんですよ。だから、会社の言いなりになったとしても、あるいは他人が犠牲になったとしても、自分や会社が儲かればいいというメンタルの人しか残っていけないのかもしれません。

宮沢　ファイザーの子会社に動物薬を取り扱う会社があるのですが、ある案件で「あなたたち、ちゃんと言ってくださいよ、親会社に。わかっているでしょう？」と言ったことがあります。いずれにせよ、そのうちコロナワクチンの責任を追及されて、ファイザーは潰れるのではないでしょうか。

鳥集　昨年（２０２１年）末にはモデルナ社の株価がピーク時より50％も下落して、時価総額11兆円が吹き飛ぶというニュースがありました。ファイザーもワクチンで大儲けした一方で、市場の予測よりワクチンの販売が伸びず、新規のコロナ治療薬（パクスロビド）も投資家の期待に及ばなかったとして、株価が下落しています。

宮沢　その一方で、アルバート・ブーラ[*7]（ファイザーの最高経営責任者）の２０２１年の収入が２４３０万ドル（30億円以上）、月収にすると約3億円ですよ（笑）。

鳥集　こういう説もありますよね。結局、サイコパスが世の中を動かしているという。人が死んでも、なんとも思わないような人間でないと、トップには立てない。実際、イギリスの心理学者ケヴィン・ダットン氏の調査「サイコパスの多い職業トップ10」の第1位は「企業の最高経営責任者」だったそうです（中野信子著『サイコパス』文春新書）。

宮沢　そうだと思いますね。

鳥集　だから、私たちはサイコパスに振り回されているのかもしれません。戦争にしても、最高権力者に上り詰めたサイコパスが起こしている。それによって、数えきれない人が犠牲になっているというわけです。

「現場主義」の重要性

宮沢　新宿の夜の街でクラスターが発生したとき、私は歌舞伎町のホストクラブに調査取材に行っていたのですが、お医者さんから「何をやっているんだ、お前は」

＊7　アルバート・ブーラ……ギリシャ出身の獣医師。１９９３年、ファイザーに入社。社内で数々の幹部職を歴任し２０１９年１月、ＣＥＯに就任。コロナ禍の２０２０年11月、自社株13万株余（当時の日本円で約５億９０００万円）を売却したことでさまざまな憶測を呼んだ。

と言われるわけです。「ホストクラブに行って何をやっているんだ。現場を見に来い。現場は病院だ」と。だけど、現場は発生地点ですよね、私からしたら。発生現場を見ない限り、どれだけの感染力かもわからないし、症状もわからない。病院は治療するところですからね。

たとえば、私たちが新興感染症の調査をするときは、現場のイヌ、ネコ、野生動物、あるいはヒト、サルなどの調査をやるわけです。現場は感染の発生地点なんですよ。それを、「宮沢、そんなことしているより普通に論文を読んで、その論文を広めたほうがいいだろう」と言うわけです。私は現場主義ですよ。

鳥集　それに関しては、私も思うところがあります。コロナの不安を煽っている人たちのなかに、大学病院や基幹病院の感染症病棟で働いている専門医などがいますが、たしかに彼らは重症化して、肺が急に真っ白になって、人工呼吸器につながれて死んでいく患者さんを診てきたと思うのです。だから「コロナは恐ろしい」という印象をもつのは、当然だと思います。

ただ、そもそも大学病院や基幹病院は、重い症状の人たちが集中するところであって、そこで見ている現実は、一般の人々が暮らしている生活世界とはまったく異なりますよね。

宮沢 そうなんですよ。実際に現場に行ったら、そんな大変なことにはなっていないことがわかります。クラスターが発生した歌舞伎町のホストクラブへ行くと、ほとんどの若い人は感染したことにすら気づいていないんです。陽性者の熱だって、上がっても37℃台か、高くても38℃台。嗅覚障害は陽性者の3割ぐらいだった。彼らはたいがいケロっとしているわけです。「インフルのときより全然怖くない」とも言われました。それが生の声なんです。

私も現場を知るまでは怖いですよ。無防備で行くわけですから。ホストクラブに厳重装備で行ったら、彼らは絶対に私を受け入れてくれないじゃないですか。だから丸腰で行くわけです。いきなり、「はい、(ドリンク) 飲んで」と言われると、「これ、飲んでいいのかな?」と思いますよ。「ここは大丈夫なのかな?」と。でも、彼らは「大丈夫ですよ」と言うんです。なぜかというと、ドリンクを飲んで普通に会話をしても、感染しないからです。そういう話を聞くと、真実がわかるわけです。

彼らは「とにかく僕たちはウソを言っていません。これが真実です」と話していました。

感染者の実態はいまだ不明

鳥集　現場に行かないとわからないことがたくさんありますよね。感染が増加傾向に転じるたびに、「夜の街の人出が増えた」などと言われますが、2021年9月末に緊急事態宣言も時短営業も終わってからは、ずっと夜の街は賑わい続けています。まじめにマスク会食して飲んでいる人のほうが珍しいですし、アクリル板だって実際にはほとんど取っ払われています。それなのに、感染の波は勝手に拡大したり収束したりしている。研究者というのは、現場に行かないんですか。

宮沢　びっくりしたことに、歌舞伎町に行った研究者はほとんどいないですよ。私が知る限りでは大学の先生ではいないと思います。

鳥集　感染がどうして起こるのかを確かめるためには、データばかり見るのではなくて、フィールドワークも大切ですよね。

宮沢　残念ながら、研究者にとって人を対象としたフィールドワークは意外に難しい。というのも、医学研究となると倫理申請が必要で、審査に何カ月もかかるんです。倫理やコンプライアンスは年々、厳しくなっています。手も足も出ない。

鳥集　フィールドワークが難しくても、ランダムサンプリングくらいはできるはずです。本当の陽性率を知ろうと思うなら、日本の人口構成を代表できる母集団を設定して、ランダムにＰＣＲ検査などをして、それで陽性者の割合を出さなくてはいけません。それなのに、適当な場所で無料検査なんかをして、「これだけ陽性者が出ました」と言われても、本当のことなんてわかりっこないですよね。

宮沢　わからないです。今の国の統計は、はっきり言ってまったく信用できないです。私は東京に住んでいる人たちの多くは感染したと思っています。都内の陽性者数は累計で１５０万人を超えているんですよ（２０２２年６月末現在）。捕捉している陽性者は一部だと考えられますから、かなり多くの人は一度は感染したんじゃないでしょうか。

鳥集　実は、国は本当のことを知られたら困るのかなとも思ったりするんです。普通に考えたら、母集団を代表するようなランダムサンプリングをやれば、実態に近い陽性率がわかるはずです。それをすれば、すでにどれくらいの人が感染したのかも推定できるじゃないですか。でも、そういうことを専門家は誰もやろうと言わない。すごく面白い研究なのに、不思議で不思議でしょうがないんです。

宮沢　感染拡大して厳しいロックダウンを行い、陽性者を隔離するために徹底的にPCR検査をした中国の上海では、2020年4月12日に2万6330人の新規感染者を確認したと発表しましたが、そのうちの95％が無症状だったと報じられています。それでもBA・2（オミクロン株）が怖いですか？　95％が発症しないのに。

鳥集　不安を煽り続けるのは、やはり終わると困る人がたくさんいるということなんでしょうね。

宮沢　私はそうだと思います。私がコロナで大型予算を獲得してコロナの研究をやり始めていたら、もう少し続けさせてください、と思いますからね。

第四章　コロナ騒ぎはもうやめろ

形骸化している感染対策

鳥集　どうやってコロナ騒ぎをやめさせるかということを考えると、私はマスクの扱いもすごく大きいと思っています。

宮沢　よく言われるんです。子どものマスクをどうやって取ったらいいですかと。前提として私は、子どもはコロナに感染しても問題ないと言わなきゃダメだと思うのです。「でも、ごくわずかな例外で重症化する」と言う人がいます。それを言っていたら、永遠にマスクを取れません。

鳥集　私も保護者の方から相談を受けるのですが、子どものマスクを外したいと言うと、学校側が「マスクを外したら別の教室でリモート授業を受けてもらうことになる」「しゃべるときだけでもマスクをするように」と、とにかくマスク着用を強要されるそうです。一つには、厚生労働省や文部科学省が屋外ではマスクを外していいけれど、屋内ではマスクをするようにという指針を出していること。そして、もうひとつ要因として考えられるのが、学校でクラスターが発生したら困るというのがあると考えています。

宮沢　なぜ困るのですか。

鳥集　非難されるからです。

宮沢　むしろ「感染して免疫がついて、よかったね」ですよ。

鳥集　本人たちが困る話でもないのに、マスクをさせたがるのは、学校でクラスターが発生したときにマスクをしていない生徒がいると、濃厚接触者扱いになって学級閉鎖になってしまうことと、マスクをさせていなかったと社会から非難されることがあるからだと思います。それが怖いんですよ。子どもたちは感染しても問題はないけれど、お年寄りや病気のある人にうつすのではないかと。そういう社会的な視線の連鎖によって、マスクが外せなくなっていると思います。

宮沢　この件に何年かけるつもりでしょうか？　あとは欧米に頼むしかないのかな。

鳥集　もうすでに欧米ではマスクの義務はほぼ解除されていますよね。メジャーリーガーの大谷翔平選手のニュースを見ていても、アメリカの野球場では誰一人としてマスクをしていません。いまだに野球場の観客席でマスクをしているのは、日本だけではないでしょうか。

宮沢　選手たちはノーマスクなのに、ベンチの監督やコーチがマスクをしているのも、面白いですよね。

鳥集　おかしいですよね。

宮沢　びっくりなんですよ。将棋の対戦でもマスクしていますよね。

鳥集　そうですね。

宮沢　カラオケではマスクをしないで歌っているのに。

鳥集　カラオケボックスなんて、最もコロナに感染するリスクが高いでしょうね。

宮沢　高いですが、感染を怖がっていない人たちが集まっているでしょう。

鳥集　カラオケボックスの中で歌を歌っても怖くないという人たちが集まって、実際に部屋の中でもマスクを外して歌っているんですが、なぜか受付では「マスクしてください」と言われる。なんじゃこれはと思います。

宮沢　そうそう、面白い。

鳥集　飲食店もそうですよね。入るときにマスクをしていないと、「マスクをしてください」と言ってくるお店があります。

宮沢　面白かったのが、先日、ある小物のお店に行くと、手作業をしていた店主がこちらを見ずに「アルコール消毒をお願いします」と言ったんです。私は両手にカバンを持っていたので、そのままではアルコール消毒ができないじゃないですか。「どこかカバンを置くところはないですか」と言うと、「あっち」と言うわけです。荷物を置いたら、その瞬間にアルコール消毒のことを忘れてしまった。その手で商品を触っていたんですよ。

商品を選んでお金を払って、払い終わった瞬間に、「あっ、アルコール消毒、忘れていました。ごめんなさい」と謝ったんです。そしたら、何も言われなかったですね。ただもう癖になっているんですよ、「アルコール消毒、お願いしまーす」と言うのが（笑）。

アルコール消毒液に含まれている「不純物」

鳥集　ウイルス学者としてどうですか。アルコール（エタノール）消毒をずっとし続けることは、マイナス面もあり得ますよね。

宮沢　ほとんど無意味なんですよ。とはいえ、私たちもエタノール消毒をしますよ。

鳥集　実験のときに。

宮沢　そうです。でもそれは、他の細菌やウイルスが実験用の試料にコンタミ（混入）しないようにやるわけです。コロナウイルスは手や指の皮膚表面からは感染しません。あくまで粘膜からの感染です。手や指に多少ウィルスが付いたとしても、ごく微量なら目を触っても感染しないはずです。接触感染が主だと言っている人もいますが、あったとしてもレアだと思います。

鳥集　ほとんどは空気感染ということですね。

宮沢　エアボーン感染と私たちは言っています。エアボーンとは空気媒介という意味です。エアボーン感染が感染ルートのメインであることは間違いないです。その点に関しては、私は譲れません。ですから日常の手指の消毒など、ほおってほけばいいんです。気になるなら粘膜から感染しないように目鼻口を触らなければいい。

鳥集　すごく気になるのは、人間の体中には常在菌がいるわけじゃないですか。常日頃からエタノールで常在菌を殺し続けることが、果たして人体にとっていいことなのかどうか。

宮沢　常在菌は常在しているわけですから、悪いことはしていません。そして常在菌は、悪玉菌の感染を防御する働きもあります。そもそもこの世界は常在菌だらけです。それを排除しようとするのはおかしいと思います。

鳥集　皮膚には1平方センチメートルあたり数十万個とか数百万個と言われるほどの常在菌がすんでいて、それが有害な異物の侵入を防ぐ役割をしていると言われていますよね。それに乳幼児の頃から体を清潔にしすぎると、免疫が有害でないものまで敵と勘違いして攻撃するようになる、つまりアトピー性皮膚炎や食物アレルギーが発生しやすいという衛生仮説もあります。常在菌を殺し続けることによって、感染しやすくなるとか、アレルギーが発生しやすくなる。そういう弊害も考える必要があるのではないでしょうか。

宮沢　手の消毒をすることでアレルギーになるかどうかは私にはわかりませんが、エタノールによって皮膚のバリアが弱くなることは考えられます。それはそうです、脂質が奪われて脆弱になりますから。エタノールに過敏の方もいらっしゃって、その方は手がボロボロになっています。それに、みなさんシュッシュッと気楽にやっていますが、実は消毒液には不純物も入っているんです。なぜか知っていますか？

鳥集　わからないです。

宮沢　エタノールというのは、お酒のアルコールと同じですから飲めるんです。昔、ラボの先輩がやっていたんですが、消毒用エタノールで湿らせた脱脂綿をチューチュー吸っていたんです。

鳥集　お酒代わりにですか？

宮沢　冗談なのかわかりませんが……。実は大学の実験室レベルでは、帳簿をつけて管理していれば、エタノールの酒税が免除されるんです。

鳥集　なるほど。本当はエタノールは飲めるから、酒税の対象になるんですね。

宮沢　そうなんです。純粋なエタノールには酒税がかかってしまうんです。研究用には課税免除されるのですが管理記録が必要です。最近は特例承認もあるようですが、酒税から免れるために市販の消毒用エタノールには、不純物を入れていることがあるわけです。

鳥集　お酒として飲めないようにする。

宮沢　飲めないようにしています。では何を入れているのかというといろいろなのですが、一部にイソプロパノール（イソプロピルアルコール）[*1]が含まれているものがある。私たちが実験で使っているエタノール消毒液はかなりピュアなもので、手がさらさらになる程度なので別に構わないのですが、市販のエタノール消毒液にはイソプロパノールが入っているものがあります。その影響で人によっては手が荒れます。イソプロパノールは毒性もあるため、法的には普通のシンクから流してはいけないんですよ。

鳥集　調べてみると、イソプロパノールは飲み込むと中枢神経や腎臓に障害を与える、長期に飲む、あるいは吸入し続けると血管、肝臓、脾臓に障害を起こすおそれ

＊1　イソプロパノール（イソプロピルアルコール）……手指および皮膚や医療機器の消毒に使用される有機溶剤。脱脂作用が高いために頻繁に使用した場合は皮膚の炎症などを引き起こすといわれている。

がある、さらに生殖能力や胎児に悪影響を及ぼすおそれがあるともされていますね。とくに子どもは背が低いじゃないですか。シュッシュッとやったら、口に入っているんじゃないかとも思います。

宮沢　少なくとも鼻から吸い込んではいますね。

鳥集　子どもがエタノールを吸い込むこと自体も問題ですが、イソプロパノールも吸い込んでいるとしたら……。

宮沢　イソプロパノールは明らかに毒性があります。イソプロパノールを使った実験をしているときに、私も気分が悪くなってしまったことが何度かあります。消毒液そのものは微量だから大丈夫だとは思いますが、毒は毒です。

マスクに感染予防効果はあるのか、ないのか

鳥集　マスクに関しても、ネガティブな面がありますよね。長時間着けていたら内側にたくさんの細菌が繁殖するだろうし、外側にもいろいろなものが付着する。それを長時間着けていたら、不潔になる一方ですよね。

宮沢　マスクに関してはとても評価が難しいのです。N95[*2]などの特殊なマスクを適切につけていれば、ウイルスはかなり防御できると思います。われわれ研究者は、わずかでも感染するウイルスを扱うときには厳重にマスクをしています。
　しかし、一般の人が使っている不織布マスクは、なんちゃってレベルです。私がマスクを推奨していたのは、しゃべるとうつるから、マスク着けて黙っとれという文脈です。マスクを着けて大声を出したら逆効果です。しかも、衝立があるでしょう。

鳥集　アクリル板の衝立があると聞こえづらくて、飲み屋ではかえって声が大きくなるんです。

宮沢　ですから感染対策としては、マスクをして小声で話す、ということが基本で

＊2　N95……米国労働安全衛生研究所のN95規格を満たした微粒子対応マスクのこと。ほこり、バクテリア、ウイルスを95％捕集できるとして、鉱山などの労働現場や医療現場で利用されるようになった。

す。マスクをしていれば、大声でしゃべっていいというわけではないんです。マスクについては、私の論理では鼻出しが正解だと思っています。なぜかと言うと、飛沫感染[*3]ではなく、実はエアロゾル感染[*4]（エアボーン感染）だったから。鼻の手前に唾が飛んでも感染しないと思うのです。

鳥集　鼻の奥に吸い込まないと感染しない、ということですか

宮沢　そうです。鼻の奥、喉、肺で感染する。そのため、ゆっくり鼻呼吸するのがいい。鼻先に飛沫が付いても、おそらく感染しないと思います。マスクをしていれば、大きな飛沫はマスクで止まりますよね。ごく小さな飛沫がマスクから抜けるわけです。それがずっとエアロゾル状態で空気中に漂う。そうなるともうマスクで防ぐことなんてできっこありません。マスクを飛び抜けたものは、別の人のマスクの隙間から入る。ですから、エアロゾル感染となると一般的な不織布マスクでは、エアロゾルで存在するウイルスを防御する効果は、ほぼないと思っています。

鳥集　そもそも、過去にインフルエンザなどの呼吸器感染症に対する日常的なマスクの効果を調べたランダム化比較試験（ＲＣＴ）が複数行われていますが、感染予

防効果ありとされた結果は出ていません。新型コロナに関しても、デンマークのRCT[*5]で効果ありとの結果は出ませんでした。

宮沢　出るわけないですよ。ただ、マスクをきちんと着けて黙っていれば、防御効果はある程度は見込めるはずです。「マスクには効果がないんだから、マスクを取

＊3　飛沫感染……会話やくしゃみ、咳などでウイルスを含む粒子の細かい水滴（飛沫）が、別の人の気道や目の粘膜に付着することで感染すること。

＊4　エアロゾル感染……ウイルスを含んだ空気中に漂う微粒子（エアロゾル）が気道や目の粘膜に付着することで感染すること。黄砂、花粉、アスベストなどはエアロゾルの一種。エアロゾルは3時間ほど空気中に浮遊する可能性があるため、濃度が高い密閉空間では感染リスクが高まるとされる。厚労省は飛沫感染、接触感染に加え、エアロゾル感染も感染経路のひとつとして認めている。

＊5　デンマークのRCT……2020年11月18日、デンマークのコペンハーゲン大学病院が、同年4月から5月に成人6024人をマスク着用と非着用のグループに分けて調査を実施したところ、1カ月後にマスク着用グループで新型コロナウイルスに感染した人の割合は1・8％、非着用グループでは2・1％とマスク着用による感染リスク低下の有意な差は確認できなかった。

ってどんちゃん騒ぎしよう」というのは、私は間違っていると思います。反マスク派は「どんちゃん騒ぎしても、誰も感染していないじゃないか」と言うわけですが、それはすでにその人たちが、感染しているのです。普段からどんちゃん騒ぎしている人は、免疫がついているわけです。もしかしたら訓練免疫[*6]かもしれません。

鳥集　私もずっと、どんちゃん騒ぎをしていますよ。バカは風邪をひかない（笑）。

宮沢　バカは風邪をひかないというのはそのとおりで、要はどんちゃん騒ぎをしているような明るい人たちは、普段からウイルスを浴びているので免疫が強いんです。ところが、コロナを怖がって引きこもったり、まじめに感染対策をしているような人たちが街に出てそれをやると、感染する可能性が高くなるのでしょう。

鳥集　免疫が訓練されていないですからね。

宮沢　そうです。ですから、マスクをせずにどんちゃん騒ぎをしようという人たちの言っていることもわかります。ですが、このウイルスはエアロゾル感染がメインなんです。「高性能のマスク」を「適切」に使えば、ある程度は感染拡大を抑えることはできるはずです。それに関しては否定しないでくださいと言いたいです。

電車の中でもマスクはいらない

鳥集　私がマスクに関して言いたいことは、専門家たちがユニバーサルマスクをずっと推奨してきたわけじゃないですか。いつでも、どこでも、ずっとマスク。それはおかしくないですか？　ということなんです。

宮沢　それはおかしいです。

鳥集　今頃になって専門家や医師会会長、政府も「屋外ではマスクを外そう」「着け続けると熱中症の危険がある」と言い出していますが、少なくとも屋外の誰もいないところでマスクをするなんてことは、まったく意味がないわけです。それを私はもうコロナ騒ぎが始まった2020年の夏頃からずっと言い続けています。その頃から熱中症のリスクがあると言われていたのに、猛暑の中、誰もがずっとマスク

＊6　訓練免疫……人間に生まれつき備わっている自然免疫が、ウイルス感染や生ワクチン（生きた細菌やウイルスの毒性を弱めたワクチン。水ぼうそうや麻しん、風しんなどのワクチンに使われている）を何度も経験することで強化されること。

を着け続けていました。我慢大会でもしているのかと。

宮沢　私もびっくりしましたね。2020年の夏、コロナは流行っていたんですかと。感染拡大時ならばまだわかりますが、2021年、2022年と比べても、当時は全然流行していなかった。今（2022年5月）だと都内で陽性者が一日何千人単位ですが、当時の陽性者は100人ほどです。しかも夏ですよ。夏ならば感染しても重症化しにくい。マスクを取ってもいいじゃないですか。

鳥集　ですが今でも、屋外で多くの人がマスクをしていますよね。

宮沢　電車の中も、マスクはいらないと思いますよ。黙っているでしょう、基本的に。たしかに、夕方に阪急電車なんかに乗ると、車内でしゃべっている高校生や中学生がいます。そういう人たちはマスクしたほうがいいのかなと思いますけど、みんなが黙っていれば大丈夫でしょう。あと、なぜ映画館でマスクする必要があるんですか。くしゃみが出るから？　隣りの席の人に1回くしゃみをされたところで、それくらいなら気にすることはないです。病院で免疫が弱っている人に会ったり、施設に入居しているおじいちゃん、おばあちゃんと会うなど、そういう場面ではマスクをしたほうがいいと思いますが。

鳥集　そもそも、感染症の専門家が言っていたのは、マスクで感染を予防するというよりも、咳や鼻水などの症状がある人にエチケットとしてマスクしましょうということですよね。

宮沢　私がマスクをしろと当初言っていたのは、「自分が感染していると思ってください」ということだったんです。そうしたら、おのずとマスクをすることになるじゃないですか。

鳥集　自分が今、咳や鼻水、熱が出ているとか、あるいは免疫の弱い人や施設の高齢者に会う場合にマスクをしましょうというならば、みんな抵抗感なく受け入れると思うのです。だけど、まったく矛盾したような状況で、マスクをしてくださいと言われ続けている。たとえば、マスク会食などと言っていましたが、あんなのはまったくおかしいじゃないですか。

宮沢　私も言っていました。感染拡大当初は外に出て食事をしてはいけないという風潮でした。それならば、食べるときはマスクを置いて、しゃべるときはマスクするのであればいいんじゃないですか？　と。そのぐらいで許してよという感じで言っていたんです。

飲食店での奇妙なマスク習慣

鳥集　現実として今、飲食店に行くとどんな状況か。まず、入り口から中に入る時に、多くの人がマスクをしています。着けていないと、マスクするように注意するお店もあります。ところが、席についたらほとんどの人が料理が来る前からもうマスクを外してしゃべっています。料理が来てもマスク会食なんかせずに、食っちゃべっているのが現実です。

宮沢　気にしていないですね、たしかに。

鳥集　ウイルスを飛ばしまくっているわけじゃないですか。感染していたとしたら、隣の席の人のところまで確実にウイルスは飛んでいるはずです。それなのに、なぜかドリンクバーへ飲み物を取りに行ったり、トイレに行ったりするときだけマスクするという、ちゃんちゃらおかしいことをやっているんです。だったら、最初からマスクをするのはやめようよと言いたいわけです。コロナが恐ろしい感染症で、かつマスクの感染予防効果が大きいのであれば、厳格にやればいいのですが。
宮沢 効果はあるのですが、厳格になんかできません。
鳥集 そうですよね。
宮沢 厳格にマスクを着ける場面というのは、たとえば私たちが実験するときとか、免疫の低い高齢者などに絶対うつしてはいけない状況のときです。
鳥集 国立感染症研究所の脇田隆字《たかじ》所長でさえ、「屋外で距離をとって会話がない場合はマスク不必要」と言っているのに、周りに誰もいなくてもマスクを外さない人が多い。ニュースも何も見ていないんでしょうか。
宮沢 日本医師会会長も屋外でのマスクについて言及していましたね。
鳥集 日本医師会の中川俊男会長（当時）は「マスクを外すのはコロナが終息した時だ」と言っていたのに、批判されたせいか翌週には、「屋外ではマスクする必要はほとんどない」と言い出しました。
宮沢 屋外でも大きな声で話をしていたら、風下にいる人は感染するかもしれません。でも、それはマスクをしていてもあまり変わらないと思いますよ。

鳥集　結局はリスクの問題じゃないでしょうか。さきほど、どんちゃん騒ぎが好きな人はすでに感染しているとお話しされましたが、別に感染しても構わないと思うならば、好きなようにすればいいんですよ。

宮沢　私ももうオミクロン株になったので感染していいと思っています。多くの人は症状も出ませんし、発症してもまず重症化しません。安静にしていれば、そのうち治りますから。ごくわずかに重い後遺症に悩まされる人も残念ながらいらっしゃいますが、他のウイルス感染症にも後遺症はあり、新型コロナだけを特別視するのはおかしいと思います。

感染者が叩かれるという風潮が諸悪の根源

鳥集　感染すること、感染させることを叩く文化をいい加減やめないといけません。私たちは子どもの頃から、誰かから感染症をうつされて、熱を出して、誰かにうつして、というのを繰り返して成長してきました。お年寄りに関しても、うつされて亡くなったとしても、みんな寿命だと受け入れてきたはずです。もちろん、お年寄りに感染させていいとは思いませんが、100%防ぐことはできないわけですから、常識的な対策をしている限り、誰かを責める必要はまったくないと思います。

宮沢　それも私はずっと言ってきました。感染した人は悪い人じゃないですよと。

鳥集　そうですよね。

宮沢　「このウイルスは一生の間に何回か感染します。一回どころじゃないですよ」と言うと、誰もが「えー！」と驚いていました。理解していないわけです。本当になくなると思っていたみたいですね。どんなに努力しても、私の提唱する「100分の1作戦[*7]」をやったとしても、感染するときは感染します。

鳥集　医療従事者の人にも言いたいんです。このコロナ騒ぎの前に彼らがどんなこ

＊7　100分の1作戦……宮沢氏が当初提唱していた新型コロナ感染予防法。曝露されるウイルス量を100分の1以下に減らせば感染リスクが大幅に減るとして、マスク、換気、手洗い等の励行を推奨した。

とを言っていたのか。MRSA（メチシリン耐性黄色ブドウ球菌）でも、インフルエンザでもいいんですが、院内感染が起こると新聞が書くわけじゃないですか。病院でインフルエンザの集団感染が起こり、入院患者が何人死亡したと記事にされて、その病院の院長が頭を下げて謝ってきた。

それに対して医師たちは、「どんなに防御しても、かかるときはかかるものなんだ」「そもそも入院患者は、感染したら亡くなるような免疫が低下した弱い人たちなんだ」と。そして、「それなのにわれわれの注意不足だと叩くのは、マスコミがおかしい」と言っていたんですよ。

宮沢　そうでしたね。

鳥集　それなのにコロナになってから、感染するのは悪だ、感染させるのも悪だという風潮に医師たちみずからが加担したんです。さらに、ワクチンを打っていない人やマスクをしていない人にその責任を負わせるようにもなりました。

宮沢　その人たちは関係ないのに。

鳥集　結局、今行われている感染対策はまったく科学的ではないんです。社会的な視線によって、マスクを外せなくなったり、ワクチンを打たざるを得なくなったりしているだけです。やはり宮沢先生がおっしゃっているように、感染症はかかるときにはかかる。かかったからといって謝る必要はないという考え方に変えないと、ずっとこの騒動が続くことになります。

宮沢　コロナにかかったら後ろ指さされるから、かかりたくないわけですよね。ですが、このウイルスはある程度の人がかからないと終わらないんです。終わるといっても集団免疫が達成されて消えるという意味ではないです。共存状態が完了するという意味です。コロナにかかったらしんどいかもしれないですが、その分、解決が早まるわけです。だから、「感染者には『ありがとう』と言わなければダメなんですよ」と言ってきました。感染者には「お大事に」＆「ありがとう」。私の代わりに感染してくれたと思えばいいわけです。なぜなら、多くの人が感染しないと終わらないわけですから。

鳥集　感染する、感染させることが悪になっているから、かわいそうなことに看護学部や医学部の学生たちは、このコロナワクチンを打たないと実習させてもらえなかったりするんです。ワクチンを打っても感染すれば、相手に感染させることがわかっているのに、「うつしたらどうするんだ」と言われてしまう。また、小中高生は教室でマスクをしないと、授業を受けさせてくれない。そういう科学に基づかない強制、つまり人権侵害が起こっている。だから、早くこのコロナ騒ぎは終わらせなくてはいけないんです。

宮沢　むしろ、それを狙っているんじゃないのかなと思うぐらいです。

鳥集　そうなんです。むしろ都合のいい人がいるんですよ。

全体主義につながりやすい国

宮沢　中国はいまだにロックダウンや徹底的な隔離など、アホなコロナ対策をしています。もしかしたら、日本も私権制限したいだけなんじゃないかと思います。

鳥集　わざとかもしれないですよね。

宮沢　疑ってしまいます。今回のことを契機として、憲法改正のこともよく言われるようになりました。改正賛成派の主張に対して私は、「憲法改正なんて、今議論になってないでしょ」と言ったんです。岸田政権に憲法改正などできるわけがないと思っていたら、岸田さんが9条改正と「緊急事態条項[*8]の早期実現」と言い出しました。緊急事態条項とは、何かあったときの政府による私権制限です。今回のコロナ騒動で、政治家にそのような強大な権限を持たせてはいけないということが、国民はわかったのではないでしょうか。だから、緊急事態条項には誰もが反対すると思っていたんです。ですが世論調査では、コロナが怖いからもっと強い制限を実行できるように、政府に権限を持たせたほうがいいという意見が多かった。

鳥集　人間はこんなにも簡単に自由や人権を権力に預けてしまうのかとびっくりしますよね。

宮沢　びっくりしました。今回のことで、政治家はアホばっかりだったんだ、こんな人間たちに権力を持たせてはいかんと思ったのです。ですが、日本が他国から警

＊8　緊急事態条項……政府が平時では対処することが難しい緊急事態が発生した場合、一時的に権力集中や人権制限を行うことで緊急事態の収拾を図ること。

戒される理由がわかりました。やっぱり日本は恐ろしい国なんですよ。

鳥集 別に法律がなくとも、多くの国民が国家権力に従ってしまう。

宮沢 そうなんです。やはり日本は空気感に流されて、全体主義につながりやすい国だった。私たちは気づいていなかったのですが、コロナ騒ぎでようやくわかりました。日本は危険な国なんだと。

鳥集 あんなに簡単に言論統制もされてしまう。

宮沢 知識人たちまでが、思考停止してしまっています。

鳥集 だから、私は「反マスク」にならざるを得ないんです。

宮沢 私も、今はマスクを外しましょうと言っています。

鳥集 やはり、マスクを誰もがしているということが、コロナが存在するということを常に意識させる一つの要因になってしまっていると思います。

宮沢 私はもうオミクロン株で、コロナ騒動は「上がり」にしたかったんです。コロナウイルスはなくなりません。ＰＣＲをするだけなら、この先、何十年も陽性者は出てきます。その証拠に２２９Ｅ（１９６０年代に見つかったヒトコロナウイルス）は50年以上前に見つかったウイルスなのに、毎年のように流行していました。昨年や今年の冬にも新型コロナの他に旧型コロナも出ていたはずなんです。ＰＣＲをしたら見つかるはずですよ。

コロナが弱毒化することは最初から予想できたわけですから、弱毒化するまでしのぎましょうね、というコロナ対策でよかったのではないですか。では、どこまで弱毒化すればオッケーなのか。私はオミクロン株で十分だと思います。

鳥集　２０２０年９月、安倍晋三元首相が辞任する前に、政府周辺からコロナを５類[*9]にしようという話が出てきたはずですが、なぜか立ち消えてしまいました。５類になればコロナ騒ぎは、そこで終わったはずなのに。

宮沢　少なくとも、２０２１年のデルタ株で５類にできたと思いますよ。デルタ株も十分弱毒化していました。むしろデルタ株のときに５類にして、地域の開業医も

＊9　５類……感染症法上の分類で、季節性インフルエンザなどが該当し、濃厚接触者の外出自粛要請や就業制限、入院勧告および強制入院などの措置は不要。

積極的に診られるようにしていれば、医療ひっ迫も起こらなかったはずなので、逆に、こんなに人は亡くならなかったと思います。

鳥集　結局は5類にしたら困る人たちがいて、抵抗し続けているんじゃないでしょうか。

宮沢　前述したとおり、医療界には病床確保に伴う空床補償で莫大なお金が流れました。それによって、コロナによる受診控えで経営状態が悪化していた病院の多くが黒字に転換した。もし、5類になって空床確保が必要ないとなれば、補償金がなくなってしまいます。だから、このコロナが終わったら自分たちの病院はどうなるんだと、密かに心配している経営者もいると思いますよ。

鳥集　それにしても、やりすぎですよ。

宮沢　そうなんです。ワクチン接種事業にもお金がジャブジャブ流れていて、それにかかわった医師たちはずいぶん大儲けしたはずです。儲かった人はそれでいいかもしれないですが、日本の財政は本当に大丈夫なんでしょうか。

日本はすでに先進国ではない

宮沢　結局は、財政的なツケを将来に回してしまったのではないでしょうか。返すのは子ども世代ですよ。

鳥集　日本は自国内の借金だけで国債をいくらでも刷ることができるから大丈夫だと言っている人もいるじゃないですか。

宮沢　ＭＭＴ[*10]ですか？

鳥集　そうです。

宮沢　ですが、市場にお金をジャブジャブと流せば、おそらく通貨の価値は暴落しますよね。

＊10　ＭＭＴ……現代貨幣理論（Modern Monetary Theory）と呼ばれるもので「通貨発行権を持つ国は通貨を無限に発行できるので、財政赤字によって破綻しない」「発行された通貨によって国はインフラや教育、医療資源、福祉などの整備で雇用を生み出し、インフレになれば国が課税で市中の通貨を回収する」というもの。

鳥集　すでに日本は円安で経済的に苦しみ始めています。欧米が金融引き締めのために金利を上げていますが、日本だけがコロナ前の経済水準に戻っていないとして、金利を抑え込み、金融緩和政策を続けているからだと言われています。輸入品の価格が上がって物価が上昇し、家計が苦しくなるだけでなく、日本の企業価値が下がり、欧米諸国や中国にどんどん買われている状況もあります。他国の給料がどんどん上がっているにもかかわらず、日本だけはずっと給料が上がっていない。海外から見ると、日本はもう貧しい国なんです。

宮沢　国はなくならないですが、国民の老後は吹っ飛ぶという話ですね。みなさん、それでいいんだったら、コロナ騒ぎをこれからも続けてください。私は自分で自分の財産を守りますから。実際に今、お金をジャブジャブにして円安にしてしまっていると私は思います。私は父親が保険業界で働いていた影響で経済問題を考えるのも好きでした。小学生の頃から日本経済新聞を読んでいましたし、自宅には会社四季報も転がっていて、趣味で読んでいました。父親とマネーサプライを上げたらどうなるかという話を日頃からしたりするような感じだったんです。それが今は、全然違う論理で動いています。大丈夫なのかなと。

鳥集　そもそもプライマリーバランス[*11]を取り戻すというのが、政府の目標だったはずですよね。

宮沢　もうないでしょうね。金利を上げられないのですから、海外と金利差ができるでしょう？　円安になるのは当たり前じゃないですか。

鳥集　今は海外にどんどんお金が逃げているという状態ですよね。

宮沢　そうです。日銀総裁が「円安容認」と言っていましたが、容認というよりも打つ手がないんです。なぜなら、欧米並みに金利を上げれば、市場にお金が回らなくなって、余計に景気が悪くなる。さらに長期金利が上がれば、住宅ローンを支払

＊11　プライマリーバランス……基礎的財政収支。国や地方自治体の歳入総額から国債発行などの収入を差し引いた金額と、歳出総額から国債費などを差し引いた金額のバランスを見たもので、国債発行などに頼ることなく国民の税負担などで必要な支出がまかなえている状態をプライマリーバランスがプラスの状態という。

えなくなる人も出てきます。国債の金利も上昇すれば、国債費（債務償還費、利子及割引料等）も上昇します。自滅ですよ。金利を上げられないから静観するしかないわけです。違いますかね。

鳥集　給料が上がる見込みがないのに、ますますインフレが進んでいくおそれもあります。

宮沢　この状況を、私はアベノミクスが始まった時から見通していました。アベノミクスが素晴らしいと言っていた人たちもいましたが、どうしてですか？　たしかに大胆な財政出動は一時的には効果がありますが、結果的には死期を早めただけではないでしょうか。「株価上がった、素晴らしい」と言う人もいますが、株価も日銀がETF（上場投資信託）を買って下支えしているのが現実です。その保有残高がとてつもない額です。36兆円ですよ（2022年4月末現在）。さらに政府は、株価維持のためにGPIF（年金積立金管理運用独立行政法人）を通じて株を買っています。その金額が国内、海外合わせて約100兆円です（2021年度）。株価が暴落したら、私たちの年金は吹っ飛んでしまうわけです。そのようなリスクを負っているのです。国は自作自演をやっている。そんなことでいいのでしょうか？私は、コロナ政策も絶対に間違っていると思いますし、アベノミクスも間違いだったのではと思います。少なくとも国際競争力のある新事業は生みだせなかった。長期戦略をもって成長分野に投資し、旧態依然とした利権の馴れ合い構造にメスを入れるべきだったと思います。

鳥集　これからは庶民の生活がより貧しく、苦しくなる可能性があります。

宮沢　もしかしたら、第二の敗戦かもしれません。

鳥集　日本は40年近く前のバブル期まで経済的に黄金期でしたが、これからはあらゆる国に負けてしまう可能性が十分にあります。

宮沢　それを私はずっと言っているんです。この前、ある政党の街頭演説に飛び入り参加した時も、若者たちが幸せそうに歩いているわけです。私は若い人に伝えたかった。「これから日本、終わるんだよ！　わかってるの？」と。今、日本はすごく繁栄しているように見えているけど、こんなのは幻想なんだと。これから20〜30年後に悲惨なことになるのはほぼ決定的であり、今、若いあなたたちも手を打たなければ、ダメでしょうと。

鳥集　ワクチンも含めて、みんな痛い目に遭わないと、わからないのかなと。

宮沢　もう船の底に穴が開いてしまっているんです。沈没しかけているのに、タイタニック号のようにパーティをやっている。

鳥集　経済的に落ちぶれていくだけでなく、将来的に自分たちの体がおかしくなっていくリスクもあり得るわけじゃないですか。その時に気がついても、もう遅いですからね。

宮沢　そのことを一所懸命に言っていると、「宮沢、何をそんなにイキってるの？」と言われるわけです。いや、イキりますよ！　そんなもの。今の日本は、本当に緊急事態、非常事態なんですよ！

鳥集　パンデミックで非常事態なのではなくて、日本自体が非常事態ですよね。だからこそ、コロナ騒ぎなんて、早く終わらせないといけないのです。

おわりに

私が鳥集さんに初めてお目にかかったのは2021年9月でした。京都駅近くのホテルのロビーで落ち合ったのです。途中から長尾和宏先生が合流し、数時間、新型コロナウイルスとワクチンについて、率直にお話をしました。長尾先生は臨床の現場で起こっていることが、私の説明で「なぜそうなるのか腑に落ちた」とおっしゃいました。

2020年12月20日からイスラエルでmRNAワクチンが世界に先駆けて接種され、成功を収めたかに見えました。しかし、翌年7月には陽性者が増え始め、コロナ死亡者数も激増してしまいました。さらにコロナ関連死以外の死亡者数も増えたのです。イギリスにおいても同様でした。これらの状況を見て、私はワクチンによるコロナ制圧の「試み」は失敗に終わったことを確信しました。

ところが国内においてはこの後も幅広い年齢層でｍＲＮＡワクチン接種が急ピッチで進められたのです。日本は「さざ波」とも言われたように、新型コロナに関して優等生だったのですが、ワクチン大量接種や飲食店の営業時短、マスク着用といった行動制限にもかかわらず、幾度も大きな感染の波に襲われ、今では世界で最も新型コロナが流行している地域のひとつになっています。今年に入って超過死亡も激増しています。

ワクチン接種が行われるとともに、新型コロナワクチンの副反応や死亡疑い事例がこれまでのワクチンとは比較にならないほど数多く報告されました。しかし、世の中はこのワクチンの負の側面について議論することは一切許されない風潮でした。

こんな逆風のなか、２０２１年12月25日に大阪市で鳥集さんや長尾先生らがシンポジウムを開催し、私も登壇しました。大阪でのシンポジウムの様子は『記録映像ワクチン後遺症』という映画になり、市民団体によって全国各地で上映されました。「ワクチン後遺症」という言葉は衝撃的で当初批判を浴びたのですが、最近はツイッターでも「#ワクチン後遺症」や「#ワクチン薬害」がトレンドで上がっています。ようやくワクチンの負の側面の議論も徐々にできるようになりましたが、この本も批判を浴びることになるかと思います。

研究者コミュニティから排除されることも覚悟の上の上梓ですが、新型コロナワクチンの「失敗」は予見されていたことを知っていただけたら幸いです。

2022年7月

宮沢孝幸

宝島社新書

コロナワクチン 失敗の本質

(ころなわくちん しっぱいのほんしつ)

2022年8月24日　第1刷発行

著　者　宮沢孝幸　鳥集 徹

発行人　蓮見清一

発行所　株式会社　宝島社

〒102-8388 東京都千代田区一番町25番地

電話：営業　03(3234)4621

　　　編集　03(3239)0646

https://tkj.jp

印刷・製本：中央精版印刷株式会社

ISBN 978-4-299-03137-2